Wenn Schüchternheit krank macht

Wenn Schüchternheit krank macht

Ein Selbsthilfeprogramm zur Bewältigung Sozialer Phobie

von

Lydia Fehm
und Hans-Ulrich Wittchen

2., korrigierte Auflage

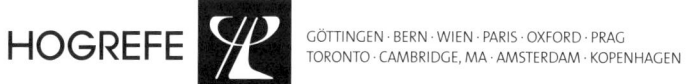

HOGREFE

GÖTTINGEN · BERN · WIEN · PARIS · OXFORD · PRAG
TORONTO · CAMBRIDGE, MA · AMSTERDAM · KOPENHAGEN

PD Dr. Lydia Fehm, geb. 1966. Promotion 2000, Habilitation 2008. Seit 2008 Ambulanzleitung am Zentrum für Psychotherapie der Humboldt-Universität zu Berlin. Forschungsinteressen: Soziale Phobien, therapeutische Hausaufgaben.

Prof. Dr. Hans-Ulrich Wittchen, geb. 1951. Promotion 1975, Habilitation 1984. Seit 2000 Direktor des Instituts für Klinische Psychologie und Psychotherapie an der Technischen Universität Dresden. Forschungsinteressen: Diagnostik psychischer Störungen, klinische Epidemiologie, Therapie- und Versorgungsforschung.

Wichtiger Hinweis: Der Verlag hat für die Wiedergabe aller in diesem Buch enthaltenen Informationen (Programme, Verfahren, Mengen, Dosierungen, Applikationen etc.) mit Autoren bzw. Herausgebern große Mühe darauf verwandt, diese Angaben genau entsprechend dem Wissensstand bei Fertigstellung des Werkes abzudrucken. Trotz sorgfältiger Manuskriptherstellung und Korrektur des Satzes können Fehler nicht ganz ausgeschlossen werden. Autoren bzw. Herausgeber und Verlag übernehmen infolgedessen keine Verantwortung und keine daraus folgende oder sonstige Haftung, die auf irgendeine Art aus der Benutzung der in dem Werk enthaltenen Informationen oder Teilen davon entsteht. Geschützte Warennamen (Warenzeichen) werden nicht besonders kenntlich gemacht. Aus dem Fehlen eines solchen Hinweises kann also nicht geschlossen werden, dass es sich um einen freien Warennamen handele.

Bibliografische Information der Deutschen Nationalbibliothek

Die Deutsche Nationalbibliothek verzeichnet diese Publikation in der Deutschen Nationalbibliografie; detaillierte bibliografische Daten sind im Internet über http://dnb.d-nb.de abrufbar.

© 2004 und 2009 Hogrefe Verlag GmbH & Co. KG
Göttingen · Bern · Wien · Paris · Oxford · Prag
Toronto · Cambridge, MA · Amsterdam · Kopenhagen
Rohnsweg 25, 37085 Göttingen

http://www.hogrefe.de
Aktuelle Informationen · Weitere Titel zum Thema · Ergänzende Materialien

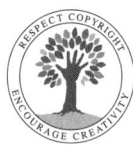
Illustrationen: Louise Marshall
Umschlagabbildung: © Getty Images
Satz: Grafik-Design Fischer, Weimar
Gesamtherstellung: Druckerei Hubert & Co, Göttingen
Printed in Germany
Auf säurefreiem Papier gedruckt

ISBN 978-3-8017-2237-1

Inhaltsverzeichnis

Einführung

Vorübergehende Angst, Unsicherheit und Nervosität in sozialen Situationen gehören zur Alltagserfahrung jedes Menschen. Beispiele für solche Situationen, in denen die meisten Menschen schon einmal Angst oder Anspannung erlebt haben, sind:
– Sprechen vor einer Gruppe,
– Auftritte vor Publikum,
– Prüfungssituationen,
– anstehende Auseinandersetzungen mit Vorgesetzten oder
– das Anmelden und Durchsetzen eigener Bedürfnisse in Partnerschaften und Gruppen.

Zumeist dauert die Angst oder Anspannung jedoch nur kurz an und zieht keine allgemeinen Veränderungen unseres Lebensablaufs nach sich, so dass solche vorübergehenden Erlebnisse zumeist keine nachhaltige Belastung darstellen. Wenn aber Angst, Unsicherheit und Nervosität überhand nehmen, man vor lauter Angst an nichts anderes mehr denken kann, in Gesprächssituationen keinen Ton mehr herausbringt und schließlich immer häufiger soziale Situationen vermeidet, ist Hilfe erforderlich. Dann hat sich das Problem nicht nur in den Gedanken und Gefühlen verfestigt und das normale Alltagsverhalten verändert, sondern meist auch zu einer Störung ausgeweitet, die die körperlichen Funktionen und den Stoffwechsel beeinträchtigt. Wenn dies geschieht, sprechen wir von einer Sozialen Phobie.

Die Soziale Phobie ist eine ernstzunehmende Erkrankung! Man erkennt sie an der überwältigenden Angst vor sozialen Situationen. Dabei richtet sich die Angst typischerweise darauf, von anderen negativ bewertet zu werden oder sich zu blamieren. Die Soziale Phobie beeinflusst sowohl den Körper als auch das Denken, Fühlen und das Verhalten. Sie beeinträchtigt zumeist schwerwiegend das Alltagsleben, das schulische oder berufliche Fortkommen, die Freizeitgestaltung und die Aufnahme und Aufrechterhaltung von sozialen Kontakten (Partnerschaften, Freundschaften). Die Problematik kann dabei in unterschiedlichem Ausmaß auf verschiedene Lebensbereiche Einfluss nehmen.

In den folgenden Fallbeispielen berichten Betroffene über ihre Soziale Phobie:

Fallbeispiele:

Anna H., 34 J. alt, kaufmännische Angestellte, ledig: „Als ich bei einer anderen Bankfiliale Geld für mich abheben sollte, bekam ich so eine starke Angst, dass ich kein Wort sprechen konnte und davonlief. Das Gleiche spielte sich am gleichen Tag bei der Post, in der Apotheke oder beim Frisör ab. Vor lauter Angst kann ich schon seit Monaten nur in Supermärkten einkaufen, was meinen Lebensstandard extrem beeinträchtigt."

Erich S., 22 J. alt, Verkäufer, verheiratet: „Wenn mehrere Kunden zu meiner Theke kamen, fürchtete ich mich so sehr, diese anzusprechen und zu bedienen, dass ich sofort auf die Toilette rennen musste. Weil das in den letzten Jahren immer öfter vorkam, wurde ich zuerst versetzt und dann gekündigt. Ich weiß nicht, wie es mit meiner Arbeit und meiner Familie weitergehen wird."

Katharina P., 28 J. alt, Studentin, ohne Partner: „Ich leide seit dem Beginn meines Studiums unter Höllenangst, vor anderen Kommilitonen Referate zu halten. Es ist mir nur anfangs mit viel Geschick gelungen, die Dozenten dazu zu bringen, die Seminararbeiten in schriftlicher Form zu akzeptieren. Jetzt muss ich aber meine mündliche Abschlussprüfung absolvieren. Diese schiebe ich seit 2 Jahren vor mir her. Ob ich mein Studium jemals beenden kann?"

Winfried von L., 53 J. alt, Produktmanager, verheiratet, 2 Kinder: „Wenn ich ein Produkt auf einer Messe oder auf einer Tagung präsentieren sollte, war ich immer schrecklich nervös und angespannt, weil ich schreckliche Angst hatte mich vor den anderen zu blamieren. Ich trank zur Aufmunterung kurz davor einen Schluck Cognac oder einen Mintlikör auf der Toilette. Wenn aber die Wirkung des Alkohols nachgelassen hatte, begann das große Problem mit Schwitzen, Kurzatmigkeit, trockenem Mund, Angst, die Kontrolle zu verlieren oder sogar zu sterben. Das alles konnte ich unter extremer Angst ertragen, aber jetzt droht mir meine Frau mit der Scheidung, wenn ich mit dem Alkohol nicht aufhöre. Was kann ich tun, damit die Angst nicht so stark ist?"

Die Soziale Phobie ist keine seltene Erkrankung: Fast 8 Prozent aller Jugendlichen und Erwachsenen sind in ihrem Leben irgendwann davon betroffen, allein für die Bundesrepublik Deutschland sind es schätzungsweise fünf bis sieben Millionen. Dennoch sprechen viele Betroffene aus Unsicherheit, Scham oder Unwissenheit nicht über ihre Angstprobleme und begeben sich oft erst in Behandlung, wenn bereits vielfältige Komplikationen aufgetreten sind. Dabei kann die Soziale Phobie – gerade wenn sie frühzeitig erkannt wird – mit neuen, wissenschaftlich überprüften psychologischen und medikamentösen Therapieverfahren erfolgreich behandelt werden.

Wie Sie mit diesem Buch am besten umgehen

Im ersten Teil dieses Ratgebers möchten wir Ihnen grundlegende Informationen über soziale Ängste und ihre Behandlung vermitteln. Dies wird Ihnen helfen, Ihre Angstprobleme besser zu verstehen, um dann umso wirksamer etwas dagegen tun zu können. Dieser Teil ist auch als Lektüre für Angehörige von an einer Sozialen Phobie erkrankten Person geeignet, oder für Menschen, die nicht sicher sind, ob es sich bei ihrem Problem tatsächlich um eine Soziale Phobie handelt.

Im zweiten Teil des Buches stellen wir Ihnen ein Programm vor, mit dem Sie selbst etwas gegen Ihre Soziale Phobie unternehmen können. Grundlage dafür sind die Informationen über Angst und Soziale Phobie, die wir Ihnen im ersten Teil des Buches vermitteln. Sie sollten diese Seiten also aufmerksam durcharbeiten, bevor Sie mit dem Übungsteil des Buches beginnen. Im zweiten Teil lernen Sie zunächst, Ihre Angst systematisch zu beobachten, um die Angst und ihre Symptome besser zu verstehen. Darauf aufbauend stellen wir Ihnen Übungen vor, mit deren Hilfe Sie Ihre Ängste bewältigen lernen. Dabei sind sowohl Übungen enthalten, die sich direkt auf die problematischen Situationen konzentrieren, als auch solche, die auf einer allgemeineren Ebene zu Ihrem Wohlbefinden beitragen.

Das Durcharbeiten dieses Programms ist jedoch nicht dasselbe wie eine fachpsychologische oder medikamentöse Behandlung. Ob dies ausreicht, um Ihre Angstprobleme vollständig zu beseitigen oder eher als Ergänzung zu einer weiteren Behandlung hilfreich ist, hängt unter anderem von Ihrem Engagement bei der Umsetzung der dort beschriebenen Übungen ab, sowie vom Ausmaß und der Art der Probleme. Auch für Menschen, die Hilfe durch Ärzte oder Psychologen aus verschiedenen Gründen vollständig ablehnen oder für Betroffene, die in ihrem Wohnort keinen Arzt oder Psychologen finden, können die dort beschriebenen Schritte einen Weg aus der Sozialen Phobie darstellen. Weitere Hinweise, unter welchen Umständen das Programm sinnvoll bzw. weniger gut geeignet ist, finden sich am Anfang des zweiten Teils.

Zur Sprachregelung soll an dieser Stelle folgendes angemerkt werden: Männer und Frauen sind in etwa gleich häufig von der Sozialen Phobie betroffen. Wir werden im folgenden in der Regel dennoch nur die männliche Sprachform verwenden, um allzu komplizierte Satzbauten zu vermeiden.

Teil 1:
Was Sie schon immer über Angst und Soziale Phobie wissen wollten

1   Was ist Angst?

Angst ist ein an sich völlig normales Gefühl, das bei jedem Menschen auftritt, genauso wie z. B. Zorn, Wut, Freude und Traurigkeit. Angst tritt oft in Situationen auf, die als bedrohlich, ungewiss und unkontrollierbar eingeschätzt werden. Angst wird zumeist als unangenehm erlebt, ist aber trotz der ablaufenden körperlichen Veränderungen und Beschwerden nicht gefährlich.

Angst ist eine natürliche und biologisch in unserem Organismus festgelegte Reaktionsform. Angstprozesse laufen in entwicklungsgeschichtlich relativ „alten" Gehirnarealen ab. Es ist daher davon auszugehen, dass schon frühzeitliche Menschen Angstgefühle erlebten und dass Angstgefühle für das Überleben der Menschheit wichtig und sinnvoll waren und sind. Angst dient der schnellen und konsequenten Reaktion auf eine äußere oder innere Gefahr. Während bestimmter Phasen unserer Entwicklung treten Ängste sogar regelhaft auf: Denken Sie z. B. an die Angst von Kleinkindern vor Fremden (das sogenannte „Fremdeln"). Einige andere grundlegende Ängste, die alle Menschen teilen, sind die vor Krankheit, Schmerzen, Einsamkeit, Trennung und Verlust.

Fast alle Menschen haben vermutlich schon einmal plötzliche Angst-Schreck-Reaktionen erlebt, z. B. in einer gefährlichen Situation im Straßenverkehr. Weit verbreitet sind auch vorübergehende Angstgefühle vor möglicherweise unangenehmen Situationen, z. B. die Angst vor einer schwierigen Prüfung. Hier steigert sich die Angst meist schrittweise, je näher die Situation kommt, und ist durch vielfältige ängstliche Befürchtungen (z. B. zu versagen) und körperliche Probleme (z. B. Nervosität, Unruhe, Schlafstörungen) gekennzeichnet, die allerdings nach dem Ereignis bald wieder verschwinden.

Manchmal lösen nicht nur bestimmte Umweltveränderungen, Belastungen und konkrete Situationen Angstreaktionen aus, sondern auch bestimmte, sich wiederholende und eigentlich unerklärliche Körperempfindungen, wie z. B. das Gefühl, nicht richtig durchatmen zu können, Schwindelgefühle, Flimmern vor den Augen, Taubheits- und Kribbelgefühle.

1.1 Angst hat viele Gründe

Angst kann viele verschiedene Gründe haben. So tritt bei allen Menschen Angst typischerweise angesichts von Gefahr auf. Aber auch bei neuen oder kritischen Situationen kann Angst auftreten. Wenn Angst zu einer regelrechten Erkrankung wird, wirken in der Regel eine ganze Reihe von Faktoren zusammen.

So findet sich oftmals eine Häufung von Angsterkrankungen innerhalb einer Familie. Wir wissen jedoch derzeit noch nicht, ob dies tatsächlich genetisch bedingt ist, d. h. ob man von „vererbten" Ängsten sprechen kann, oder ob dies durch bestimmte Denk- und Verhaltensweisen verursacht wird, die innerhalb einer Familie auftreten. Mit großer Wahrscheinlichkeit treffen beide Erklärungsansätze für die Entstehung von Ängsten zu. Oft findet sich bei Betroffenen eine erhöhte generelle Angstbereitschaft, die praktisch von Geburt an besteht und die dann durch bestimmte Lernerfahrungen in der Kindheit verfestigt wird. So wissen wir beispielsweise, dass das Verhalten der Eltern gegenüber ihren Kindern, der sogenannte Erziehungsstil, einer von mehreren bedeutsamen Einflussfaktoren bei der Entstehung von Ängsten ist. Manchmal gibt es einzelne Ereignisse, an die der Betroffene sich erinnern kann, und die für die Entwicklung einer Angsterkrankung von Bedeutung sind, wie z. B. ein Hundebiss, dem die Angst vor allen Hunden folgte. Aber längst nicht alle Betroffene haben ein solches einschneidendes Erlebnis gehabt bzw. können sich daran erinnern. Neben diesen Faktoren, die eher in der Kindheit und Jugend der Person auftreten, sind auch die Faktoren wichtig, die in der Phase des „Ausbrechens" der Erkrankung vorlagen. Oft tritt die Angst erstmals in oder kurz nach einer Phase von erhöhtem Stress auf. Stress kann dabei ein einzelnes, krisenhaftes Erlebnis sein oder aber eine Reihe länger andauernder Lebensbedingungen und -erfahrungen, die durch ihr Zusammenwirken belastend wirken.

Erst in jüngerer Zeit wurde erkannt, dass nicht nur vergangene Bedingungen und Erlebnisse „Gründe" für Angsterkrankungen sein können, sondern auch aktuelle Verhaltensweisen: Es ist von großer Bedeutung, wie der Betroffene auf die Angstsituationen reagiert. So führt z. B. die Vermeidung sozialer Situationen dazu, dass die Angst vor solchen Situationen eher stärker wird. Dies liegt zum einen daran, dass die Vorstellung in eine peinliche Situation zu geraten, oft viel schlimmer ist als die tatsächliche Situation bzw. dass die Fantasie sich in der Regel auf die ungünstigeren Varianten der gefürchteten Situation konzentriert. Zum anderen führt Vermeidung dazu, dass die Übung im Umgang mit solchen Situationen verloren geht und zur Angst auch noch das Problem mangelnder Vertrautheit und fehlender Erfahrung mit solchen

Situationen hinzukommt. Auch die Bewertung einer Situation, in der starke Angst aufgetreten ist, ist von großer Bedeutung: Wird z. B. eine peinliche Situation während einer Prüfung als „Ausrutscher" gewertet und als für sich untypisch gesehen, wird in der Folge wohl keine ausgeprägte Angst vor weiteren Prüfungen bestehen bleiben. Wenn jedoch die peinliche Situation wieder und wieder durchdacht wird und die Person zu der Überzeugung gelangt, dass auch alle kommenden Situationen ähnlich verlaufen werden, wird es schwieriger sein, ruhig und gelassen in die nächste Prüfung zu gehen.

Ängste können letztlich auch im Zusammenhang mit körperlichen Erkrankungen auftreten. Als Beispiele seien hier die Angstbeschwerden bei einer Überfunktion der Schilddrüse oder bei einer Herzerkrankung genannt. Dies kommt zwar selten vor, dennoch sollten auch diese möglichen Ursachen von Angstbeschwerden immer durch eine ärztliche Untersuchung abgeklärt werden.

Zumeist werden Ängste allerdings durch bestimmte Erfahrungen erlernt. Ein unangenehmes oder beängstigendes Erlebnis kann dazu führen, dass man von diesem Tag an ähnlichen Situationen aus dem Weg geht oder sie nur noch mit massiven Angstbeschwerden durchleidet, vor allem wenn zusätzliche Bedingungen wie eine angeborene erhöhte Angstbereitschaft oder viele schwierige Lebensprobleme bestehen.

Das folgende Beispiel zeigt, wie verschiedene Lebensbedingungen und Erlebnisse zu einer Angsterkrankung führen können.

Fallbeispiel:

Frau P. war in ihrer Schulzeit immer eine gute Schülerin gewesen, besonders bei schriftlichen Prüfungen. Sie war ein eher schüchternes, aber sehr intelligentes Kind. Mündliche Prüfungen sind allerdings in ihrem Leben zu einem immer größeren Problem geworden. Sie erinnert sich:

„Als Kind hatte ich in der Schule eine mündliche Prüfung an der Tafel. Ich war zwar gut vorbereitet, hatte aber kurz vorher mit einer Mitschülerin getuschelt und die Frage nicht verstanden und konnte so die Frage des Lehrers nicht beantworten. Der Lehrer wurde immer ärgerlicher, bis er mich beschimpfte. Anstatt zu sagen, ich habe die Frage nicht verstanden, schwieg ich aus Scham. Meine Mitschüler lachten mich aus. Ich wurde rot, die Situation war mir schließlich so peinlich, dass ich aus dem Klassenzimmer lief. Seitdem hatte ich immer Angst vor mündlichen Prüfungen, auch wenn ich gut gelernt hatte. Ich wurde so nervös, dass ich in der Prüfung alles vergaß, und manchmal sogar gar kein Wort mehr herausbrachte."

> Seit zwei Jahren studiert sie nun und hat bisher alle mündlichen Referate und Prüfungen vermieden. Zudem fällt es ihr neuerdings auch außerhalb von Prüfungssituationen schwer zu sprechen, wenn mehr als zwei Personen zuhören, weil sie Angst hat, dass etwas Peinliches geschehen könnte. Frau P. weiß nicht, wie sie ihr Studium abschließen soll, da die Abschlussprüfung mündlich vor einem Prüfungsgremium abgehalten werden muss.

Aus einem ehemals unproblematischen, alltäglichen Vorgang (vor anderen sprechen) ist also nun auf Grund persönlicher Eigenschaften (Schüchternheit, vermutlich hohe Ansprüche an sich selbst) in Verbindung mit einem als extrem belastend empfundenen Ereignis (peinliches Erlebnis bei der Befragung an der Tafel) eine Situation entstanden, in der fast automatisch mit angstvollen Gedanken und Befürchtungen, Angstbeschwerden sowie ängstlicher Anspannung reagiert wird. Zudem hat sich die Angst sogar auf ähnliche Situationen übertragen und führt dazu, dass Frau P. es jetzt auch vermeidet mit mehreren Menschen zu sprechen.

1.2   Wozu haben wir Angst?

Während der menschlichen Entwicklungsgeschichte erwies sich Angst als eine Reaktion mit hohem Überlebenswert. Als die Menschen noch in der freien Natur lebten, war Angst fast unablässig lebensnotwendig als Vorbereitung auf Flucht (schnelles Weglaufen) oder Kampf (siehe Abbildung 1).

Angst stellt eine Art Alarmsignal dar, das den Organismus vor einer drohenden Schwierigkeit warnt, unser Denken und Fühlen auf Gefahr ausrichtet und die Aufmerksamkeit für Anzeichen von Gefahr erhöht. Viele Merkmale und Begleitsymptome von Angst sind auch heute noch auf diese ursprüngliche Funktion, also die Vorbereitung auf Flucht oder Kampf, zurückzuführen, wie wir weiter unten noch genauer erläutern werden (siehe Kapitel 1.3).

Angst ist aber auch heute noch sinnvoll und notwendig als automatische, also unbewusste und extrem schnelle „Alarmreaktion". Wenn beispielsweise beim Überqueren einer Straße plötzlich ein Auto laut hupend mit großer Geschwindigkeit auf Sie zukommt, lässt Sie diese automatische Angstreaktion ohne weiteres Nachdenken rasch zur Seite springen und rettet Ihnen so möglicherweise das Leben. Ein gewisses Maß an Angst hilft und motiviert uns, uns auf

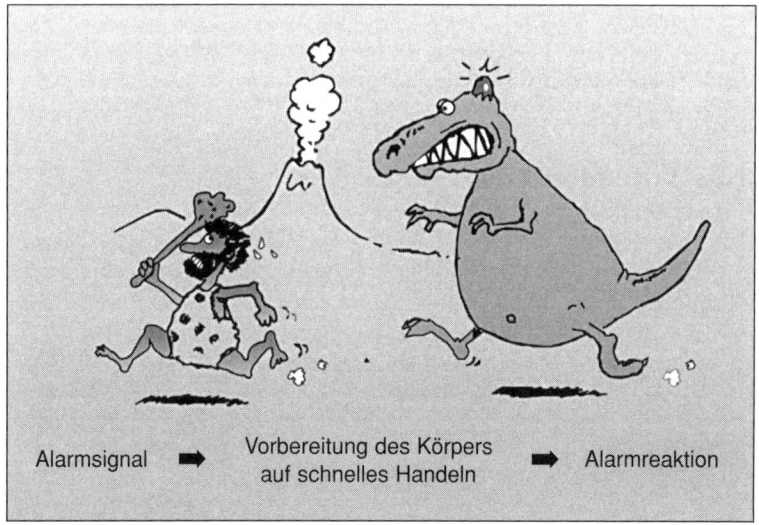

Alarmsignal ➡ Vorbereitung des Körpers auf schnelles Handeln ➡ Alarmreaktion

Abbildung 1: Angst ist sinnvoll und notwendig

Situationen vorzubereiten und uns zu bewähren, z. B. in Prüfungen. Zuviel Angst ist zwar dafür hinderlich, aber auch zu wenig Angst kann schaden, wenn dies dazu führt, dass der Betroffene sich nicht ausreichend auf die Prüfung vorbereitet und die Aufgaben der Prüfungssituation nicht ernst nimmt. Auch viele Künstler berichten, dass sie ohne ein gewisses Maß an Angst nicht „gut" seien.

Ähnliches gilt z. B. für Situationen im Verkehr: Zuviel Angst führt möglicherweise dazu, dass der Betroffene nur bekannte Strecken fährt oder sich nur im Stadtverkehr bewegt, was eine erhebliche Einschränkung des Alltags bedeutet. Zuwenig Angst hingegen kann einen Fahrstil begünstigen, bei dem der Fahrer viel zu schnell fährt und andere Gefahren, z. B. beim Überholen, unterschätzt, so dass zu wenig Angst im Extremfall zu einem tödlichen Unfall führen kann. Völlig angstfrei zu sein ist daher kein erstrebenswertes Ziel!

Weit häufiger als zu wenig Angst ist allerdings, dass Menschen unter zu viel Angst leiden: Wenn die Angst ein gewisses Ausmaß überschreitet, bringt sie mehr Nachteile als Vorteile mit sich. Überstarke Angst schränkt unser Denken und Verhalten ein und verringert beispielsweise die Konzentrationsfähigkeit. Wenn Sie also vor Prüfungen oder Gesprächen mit Fremden extrem nervös und ängstlich sind, bringen Sie möglicherweise kein Wort heraus oder sind so mit der Angst beschäftigt, dass Sie sich nicht mehr auf das Gespräch und das, was Sie sagen wollen, konzentrieren können.

1.3   Wie äußert sich Angst?

Angst ist nicht nur ein Gefühl, sondern ein Zusammenspiel aus drei verschiedenen Systemen: dem Körper, dem Denken und Fühlen sowie der Verhaltensebene (siehe Abbildung 2). Sie wirken zusammen und beeinflussen sich auch gegenseitig, um die entwicklungsgeschichtlich so wichtigen Reaktionen Kampf oder Flucht schnell und effektiv zu ermöglichen.

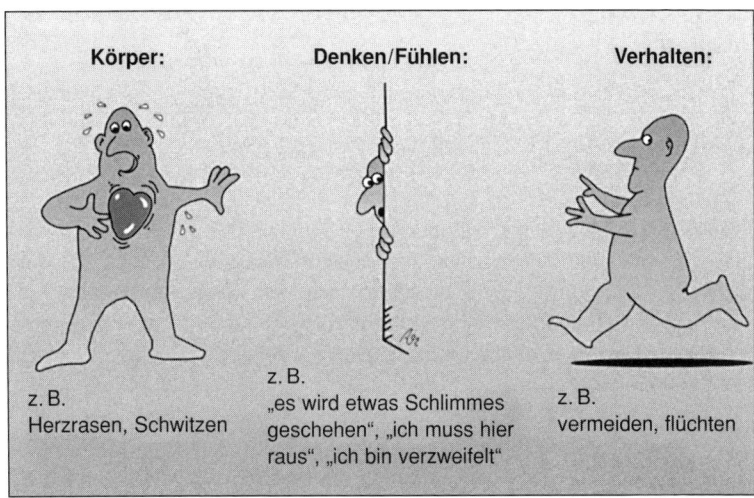

Abbildung 2: Angst hat immer drei Anteile

Körper

Die typischen und extrem schnell eintretenden körperlichen Veränderungen, die mit Angst verbunden sind, werden über bestimmte Strukturen unseres Gehirns vermittelt und dienen der Vorbereitung des Körpers auf schnelles Handeln. So ermöglicht eine schnelle Erhöhung der Muskelspannung das Weglaufen (Flucht) oder Kämpfen, wenn man sich in einer gefährlichen Situation wiederfindet. Dabei erhöht sich blitzschnell unser Aktivierungsniveau und Hunderte von Körperveränderungen werden ausgelöst. Spürbar sind von diesen körperlichen Veränderungen die sogenannten Angstsymptome. Sie können bei jedem Menschen und in verschiedenen Situationen unterschiedlich stark ausgeprägt sein. Typisch sind Herzklopfen und eine Erhöhung des Pulsschlags als direkte Anzeichen für eine Aktivierung des Körpers. Auch Schwitzen ist eng mit diesen Reaktionen verbunden. Viele Menschen berichten, bei Angst wacklige Knie zu bekommen oder sich schwach und zittrig auf den Beinen zu fühlen. Dies hängt vermutlich damit zusammen, dass der Körper zwar auf schnelle und kräftezehrende Aktionen vorbereitet wird, diese aber in den heutigen Angstsituationen nur selten ausgeführt werden. Auch das Gefühl „starr vor Angst" zu sein, lässt sich vermutlich damit erklären, dass die ursprünglich vorbereiteten Reaktionen heute nur noch selten ausgeführt werden können und so die Kampf- oder Fluchtreaktion ins Gegenteil verkehrt wird. Des Weiteren können eine ganze Reihe anderer Angstsymptome auftreten, wie z. B. Übelkeit, Schwindelgefühle, Engegefühle in der Brust oder Atembeschwerden.

Gedanken/Gefühle

Auf der gedanklichen und gefühlsmäßigen Ebene steht das Gefühl der Angst für die Betroffenen meist im Vordergrund. Angst ist ein als sehr unangenehm erlebtes Gefühl – das klingt zunächst banal, erklärt aber, warum Menschen, die Angst haben, in der Regel alles tun, um dieses Gefühl möglichst schnell wieder zu beenden. Genau dies entspricht ja der entwicklungsgeschichtlich vorgegebenen Funktion der Angst: zu schneller Reaktion zu führen!

Auch unsere Gedanken und Wahrnehmungssysteme arbeiten während der Angst auf dieses Ziel hin: So berichten die meisten Menschen, während starker Angst „nicht mehr klar denken" zu können. Aus der Perspektive der Angst ist dies auch sinnvoll, denn in der gefährlichen Situation ist es wichtig, schnell zu handeln und vorgegebene, gut funktionierende Reaktionsmuster (Kämpfen oder Flüchten) zu nutzen, statt in Ruhe zu überlegen, was man denn jetzt tun könnte und Handlungsalternativen abzuwägen. Auch die Wahrnehmungssysteme arbeiten auf schnelle automatische Reaktionen hin, in dem sie bei beginnender Angst die informationsverarbeitenden Systeme empfindlicher für Anzeichen von Gefahr machen, so dass möglichst früh mit Kampf oder Flucht reagiert werden kann.

Verhalten

Entwicklungsgeschichtlich sind als adäquate Reaktionen in Angstsituationen Kampf oder Flucht vorgebahnt. Für den modernen Menschen gibt es allerdings deutlich weniger Situationen, in denen diese Reaktionen auch gezeigt werden können. Während nur ganz wenige Menschen „kämpferisch" werden (immerhin wird über die sogenannten „Angstbeißer" berichtet, d. h. Menschen, die in Angstsituationen aggressiv werden), ist Flüchten eine häufiger gezeigte Reaktion. Das Vermeiden der Situation wird hierbei als eine vorgezogene Flucht angesehen, d. h. als eine Reaktion bereits auf erste Angstanzeichen oder als Lernerfahrung aus vorangegangenen Angstsituationen. Wie stark diese Fluchttendenzen sind, lässt sich daran verdeutlichen, dass fast alle Menschen in Angstsituationen über den Drang zum Weglaufen berichten oder Gedanken wie „Bloß weg hier!", „Ich muss hier sofort raus!" schildern.

Die drei Anteile (Körper, Gedanken/Gefühle und Verhalten) treten jedoch nicht immer gleichzeitig oder gleich stark auf. Manche Menschen nehmen eher die körperlichen Anteile wahr, andere eher die gedanklichen oder die Verhaltensanteile. Alle drei Anteile spielen jedoch eine Rolle – sowohl bei der Entstehung als auch bei der Aufrechterhaltung der Angst.

1.4   Angst- und Stressreaktionen

Angstreaktionen sind durchaus vergleichbar mit dem, was wir im Alltagsleben als *Stress* bezeichnen, wie z. B. Ärger am Arbeitsplatz, Streit mit Kollegen oder dem Ehepartner, Schwierigkeiten bei der Kontaktaufnahme, Prüfungen oder unangenehme Gespräche. Außerdem beeinflussen sich Angst und Stress gegenseitig, so dass für ein gutes Verständnis und eine erfolgversprechende Behandlung von Ängsten auch hilfreich ist zu verstehen, was passiert, wenn wir „gestresst" sind.

Angst, Stress, unser gesamtes Verhalten, unsere Gefühle und unsere Gedanken sind immer mit Veränderungen in unserem Körper verbunden. Diese Vorgänge sind biologischer oder biochemischer Natur und werden über bestimmte Vorgänge in unserem Gehirn gesteuert, dem sogenannten Gehirnstoffwechsel. Bei der Sozialen Phobie, wie auch bei den meisten anderen psychischen Erkrankungen, gehen wir davon aus, dass bestimmte Stoffwechselvorgänge im Gehirn in besonderer Weise verändert sind. Diesen Veränderungen können viele Faktoren zu Grunde liegen, die im Einzelnen immer noch nicht bekannt sind.

Hintergrundwissen

Wissenschaftliche Untersuchungen zeigen, dass an der Aufrechterhaltung und/oder Entstehung von Angsterkrankungen die Botenstoffe im Zentralen Nervensystem wesentlich beteiligt sind. Dazu muss man wissen, dass die Informationsübertragung zwischen den Zellen des Gehirns (Neuronen) über Botenstoffe (sogenannte Neurotransmitter) erfolgt. Während die Reizweiterleitung in den Neuronen physikalisch (d. h. wie in einem Stromkabel) erfolgt, kann die Erregung von einem Neuron auf das andere nur mittels solcher Neurotransmitter erfolgen. Aus einem erregten Neuron werden diese Botenstoffe ausgeschüttet und treffen an einem nahe gelegenen anderen Neuron u. a. auf bestimmte Stellen (Rezeptoren), die durch diese Botenstoffe erregt werden können. Die somit übertragene Erregung wird nunmehr in dem zweiten Neuron weitergeleitet und ggf. auf weitere Neuronen mit dem gleichen Mechanismus übertragen. Die wichtigsten Neurotransmitter beim Verständnis der Sozialen Phobie sind Noradrenalin, Serotonin und Dopamin.

Belastungssituationen können jeden Tag viele Male auftreten und kürzer oder länger andauern. Wie in Abbildung 3 zu sehen ist, kommt es nach dem Eintreten von Belastungssituationen schnell und automatisch zu einer Beschleunigung bzw. Verstärkung vieler Körperreaktionen, wie z. B. einer Erhöhung der Herzfrequenz und zu einer Anspannung der Muskulatur. Diese Veränderungen im Erregungsniveau sind in der Grafik als Wellen sichtbar.

Das Ausmaß dieses Erregungsanstiegs ist dabei auch abhängig vom Ausmaß der Belastung, das heißt von unserer ganz persönlichen Einschätzung der Bedrohlichkeit zukünftiger und gerade eingetretener Ereignisse – also unseren Gedanken. Wenn die Erwartung besteht, dass in der kommenden Prüfung etwas Furchtbares, Peinliches, also etwas sehr Bedrohliches geschehen wird, wird die Erregung schon vorher sehr ansteigen, auch wenn das für andere gar nicht sichtbar sein mag.

Starke Belastungssituationen führen in der Regel zu stärkeren Stressreaktionen, geringere Belastungssituationen zu automatisch ablaufenden, schwachen Stressreaktionen, die wir oft gar nicht bewusst wahrnehmen. Diese Erhöhung der Erregtheit des Körpers dient vor allen Dingen der Vorbereitung auf schnelles Handeln. Sobald also die Belastung nachgelassen hat oder deren

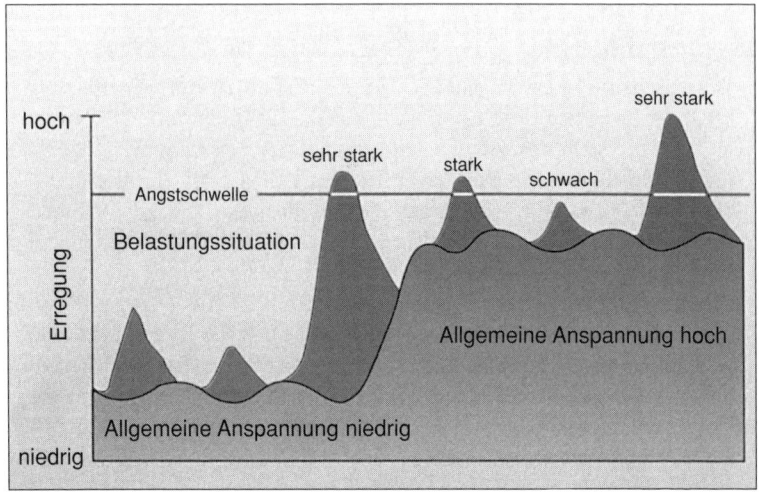

Abbildung 3: Stress und Angstreaktionen

Ursache bewältigt ist, fällt unsere Erregung automatisch mehr oder minder schnell wieder ab. Der Körper reguliert sich also selbst. Bei starken Stressreaktionen dauert dies eher länger, bei schwachen Stressreaktionen erfolgt die Rückkehr zum normalen Erregungsniveau sehr schnell.

Jeder von uns erlebt täglich unzählige kleinere und größere Belastungssituationen. Manche sind eher kurz, wie z. B. Schreckreaktionen beim Autofahren und manche dauern eher länger an, z. B. wenn wir in großer ängstlicher Anspannung eine wichtige berufliche Beurteilungssituation durch Vorgesetzte (z. B. Gehaltsverhandlung) erwarten. Wichtig für unser Verständnis von Angst ist nun, dass wir erkennen, dass ein und dieselbe Belastung unterschiedlich stark erlebt werden kann. Denn abhängig vom jeweiligen Zustand des Organismus, d. h. unserem allgemeinen Ausgangsniveau, fallen die Stressreaktionen und deren Erleben unterschiedlich stark aus.

An der Abbildung 3 sehen Sie, dass bei geringer Stressreaktion die Schwelle zum Angsterleben (in der Grafik als waagerechter Strich markiert) nicht erreicht wird. Erst bei sehr starken Belastungssituationen – denken Sie z. B. an das eingangs zitierte Beispiel des Produktmanagers, der etwas auf der Messe präsentieren muss – kommt es zu einem so ausgeprägten Erregungsanstieg, dass wir diesen als überwältigende Angst erleben. Im rechten Teil der Abbildung sehen Sie aber, dass bei einem hohen allgemeinen Ausgangsniveau bereits eine mittelstarke Stressreaktion die kritische Schwelle erreicht.

Sind wir ausgeglichen und befindet sich unser Organismus in einer niedrigen Anspannungssituation, z. B. nach einem erholsamen Urlaub, wird möglicherweise die gleiche Belastungssituation eine schwächere Stressreaktion auslösen, die leicht bewältigt werden kann. Bei hoher Anspannung werden wir hingegen bereits bei kleinen Ereignissen Ängste und Sorgen empfinden und uns überfordert fühlen. Das Ausmaß der Grundanspannung ist nicht nur von der Summe aller Umweltereignisse und der Zeitspanne bestimmt, über die sie auftreten, sondern auch vom uns angeborenen „Nervenkostüm" und damit verbunden unserer allgemeinen Belastbarkeit, die bei jedem Menschen unterschiedlich ausgeprägt ist. Menschen mit grundsätzlich hohem Anspannungsniveau sind also anfälliger für überschießende Angst-Stressreaktionen.

1.5 Der Angstkreis

Viele Betroffene beschreiben, dass die Angst, wenn sie einmal angefangen hat, innerhalb recht kurzer Zeit von einer leichten Unruhe zur starken Angst und bis hin zur Panik ansteigen kann. Dabei ändert sich an der Situation gar nicht viel, sondern die Betroffenen haben das Gefühl, die Angst habe sich „verselbstständigt". Zum Verständnis der dann ablaufenden Prozesse kann der sogenannte „Angstkreis" eine große Hilfe sein. Er beschreibt das Wechselspiel zwischen Gedanken, dem Angstgefühl, den daraus entstehenden körperlichen Veränderungen sowie deren Bewertung.

In Abbildung 4 sehen Sie den Angstkreis, der in „Wahrnehmung", „Gedanken", „Angst", „körperliche Veränderungen" und „körperliche Symptome" eingeteilt ist. Der Kreis macht deutlich, dass körperliche Symptome der Angst stärker werden, wenn man besonders konzentriert und möglicherweise furchtsam auf sie achtet. Auch starke Erregungszustände können körperliche Symptome und damit Angst hervorrufen.

An einem konkreten Beispiel soll der Ablauf des Angstkreises verdeutlicht werden: Herr M., den Sie auch im Fallbeispiel auf Seite 28 wieder treffen, wurde für ihn unerwartet zu einem Gespräch bei seinem Vorgesetzten gerufen. Der „Beginn" des Angstkreises ist hier als Auslöser bezeichnet, im Falle von Herrn M. war dies die Wahrnehmung seines schnell schlagenden Herzens, der ver-

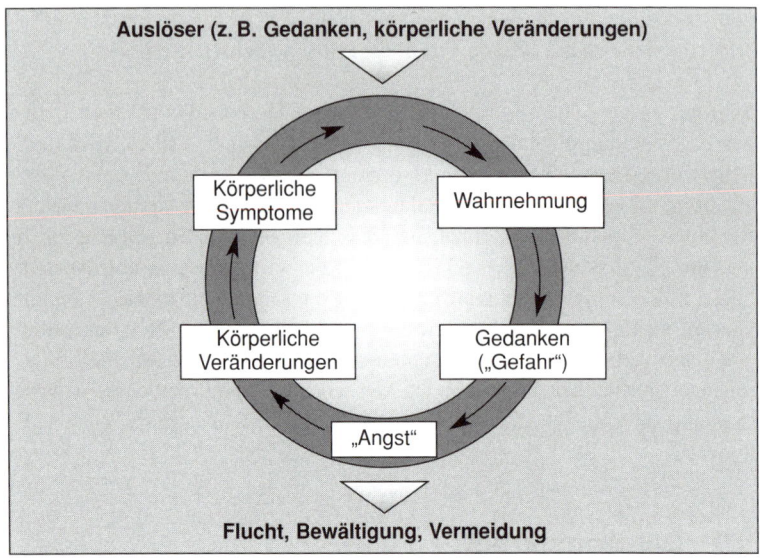

Abbildung 4: Angstkreis

stärkten Atmung und der schweißnassen Hände. Die entsprechenden Gedanken („Hoffentlich bemerkt der Chef meine schwitzigen Hände nicht! – Sicher tut er das, und denkt, was ich denn bloß für einer sei…") bewerten die Wahrnehmung dieser körperlichen Reaktionen als unangenehm und bedrohlich – sie lösen Angst aus. Das Gefühl der Angst hat wiederum als Folge, dass bestimmte körperliche Veränderungen ausgelöst werden, die als Symptome spürbar werden bzw. dass bereits vorhandene Symptome noch stärker werden. Im Falle von Herrn M. könnte dies sein, dass nicht nur die Hände feucht bleiben, sondern dass er obendrein noch im Gesicht und unter den Achseln stärker zu schwitzen beginnt. Damit verbunden ist auch eine weitere Verstärkung seines Herzschlags. Auch diese Veränderungen wird Herr M. wahrnehmen und wiederum bewerten („Um Gottes Willen – jetzt fängt die Schwitzerei auch noch im Gesicht an! Bei jedem Wort, das ich jetzt sage, wird der Chef in mein nassgeschwitztes Gesicht sehen und mich nur peinlich finden!") – Gedanken, die wiederum Herrn M.s Angst verstärken werden. So schaukeln sich körperliche Veränderungen, Gedanken und die Angst immer weiter auf.

Dieser Angstkreislauf kann von verschiedenen Faktoren ausgelöst werden, z. B. durch die Wahrnehmung von körperlichen Veränderungen oder durch die

Gedanken, dass etwas Schreckliches passieren könnte. Jedes der Elemente – körperliche Reaktion, Gedanken, Gefühle und das aktuelle Verhalten – kann das Aufschaukeln weiter fördern. Typischerweise wird der Angstkreis durch Flucht oder Vermeidung beendet.

Er kann jedoch auch auf günstigere Weise an anderen Stellen durchbrochen werden: Neben der Veränderung der körperlichen Vorgänge durch Medikamente hat sich vor allem eine Änderung der Gedanken als hilfreich erwiesen: Wenn die körperlichen Symptome nicht mehr als Anzeichen einer nahenden Katastrophe und Vorboten des totalen Versagens angesehen werden, sondern als möglicherweise unangenehme, aber absolut ungefährliche Begleiterscheinungen von Aufregung, wird sich der Angstkreis nicht mehr weiter aufschaukeln. Wie eine solche Veränderung der Gedanken erreicht werden kann, werden wir im zweiten Teil des Buches darstellen.

Zusammenfassung:

– Angst ist ein normaler und notwendiger Teil unseres Lebens; sie hat eine wichtige Funktion als Alarmsignal und bereitet uns auf schnelle Reaktionen vor: in der Menschheitsentwicklung waren dies die Verhaltensweisen „Kampf" oder „Flucht". Viele Angstsymptome lassen sich auf diese heute meist nicht mehr sinnvollen Reaktionsweisen zurückführen.

– Angst äußert sich auf drei Ebenen: Körperliche Reaktionen, in unseren Gedanken und Gefühlen sowie auf der Verhaltensebene; diese Ebenen können jedoch individuell ganz unterschiedlich ausgeprägt sein.

– Angst und Stress sind vom Erscheinungsbild her ähnliche Reaktionen, die sich gegenseitig beeinflussen können bzw. die sich überschneiden.

– In einer Angstsituation kommt es häufig zu Aufschaukelungsprozessen zwischen Gedanken und körperlichen Reaktionen, die die Angst schnell ansteigen lassen.

2 Was ist eine Soziale Phobie?

2.1 Schüchternheit – Soziale Angst – Soziale Phobie

Soziale Angst haben wohl die meisten Menschen schon einmal erlebt. Am häufigsten tritt die Angst vor öffentlichem Sprechen (z. B. Vorträge, Referate) oder vor Prüfungen auf. Auch Interaktionssituationen, d. h. Situationen, in denen man mit anderen Menschen Kontakte aufnimmt und aufrechterhält, sind bei vielen Menschen manchmal mit Angst oder Unsicherheit verbunden. Typische Beispiele dafür sind erste Gespräche mit den Angehörigen des anderen Geschlechts im Jugendalter oder Gespräche mit Vorgesetzten während Ausbildung und Berufstätigkeit. In den meisten Fällen jedoch hält die Angst vor solchen Situationen nicht dauerhaft an und erreicht kein Ausmaß, durch das die Person im gesamten Alltag behindert wäre.

Schüchternheit ist ein Begriff, der eng mit sozialer Angst verbunden ist. Er wird oft eher auf die Person als Ganzes als auf einzelne Verhaltensweisen bezogen und bezeichnet eher scheue, ruhige oder gehemmte Menschen. Es existieren jedoch sehr unterschiedliche Definitionen für das, was mit Schüchternheit eigentlich gemeint ist und wo die Grenze bzw. der Überlappungsbereich zwischen Schüchternheit und sozialer Angst liegt. Übereinstimmung besteht allerdings dahingehend, dass Schüchternheit in der Regel als weniger beeinträchtigend beurteilt wird als eine starke soziale Angst bzw. eine Soziale Phobie. Viele Menschen empfinden Schüchternheit auch überhaupt nicht als störend, sondern als liebenswerte Persönlichkeitseigenschaft.

Die *Soziale Phobie* ist eine psychische Erkrankung und zählt zu den Angstkrankheiten. Sie ist gekennzeichnet durch eine anhaltende und unangemessen starke Angst vor Situationen, in denen die Person im Mittelpunkt der Aufmerksamkeit anderer steht oder sich der kritischen Beobachtung durch andere Menschen ausgesetzt fühlt. Die Angst bezieht sich häufig auf fremde Menschen, Personen des anderen Geschlechts und Menschen in gehobener Stellung, d. h. Personen, deren Reaktionen nicht sicher vorhersehbar sind oder von denen weitreichende Konsequenzen ausgehen. Die Hauptbefürchtung besteht darin, dass etwas Peinliches, Demütigendes oder Beschämendes passieren könnte. Die Soziale Phobie äußert sich dabei auf den drei Ebenen, die bereits unter Kapitel 1.3 auf Seite 18 beschrieben wurde: der körperlichen, der gedanklichen und der Verhaltensebene.

Auf der *körperlichen* Ebene treten vielfältige Angstsymptome auf, wie z. B.:
- Erröten,
- Händezittern,
- Übelkeit oder die Befürchtung, sich übergeben zu müssen,
- starkes Herzklopfen oder Herzrasen,
- Schwitzen oder ein trockener Mund,
- Hitzewellen oder Kälteschauer.

Die *Gedanken* kreisen dabei meist um mögliche negative Abläufe sozialer Situationen, wie z. B. „Hoffentlich blamiere ich mich bei der Betriebsfeier nicht", „Hoffentlich muss ich heute nicht zum Chef, der dann bemerkt, dass ich schon wieder schwitzige Hände habe" oder „Hoffentlich ruft der Lehrer mich nicht wieder auf, so dass alle mein Stocken vor der Antwort und meine zittrige Stimme bemerken". Auf der *Gefühlsebene* treten Angst und Unsicherheit auf, die oft mit dem Wunsch verbunden sind, die Situation so schnell wie möglich zu verlassen oder zu beenden.

Auf der *Verhaltensebene* zeigt sich oft die Vermeidung von sozialen Situationen oder die Situationen werden nur unter großer Angst durchgestanden. Wenn die Situation nicht vermieden werden kann, wird sie oft durch andere Verhaltensweisen „abgemildert", z. B. indem das Betriebsfest zwar aufgesucht wird, aber der Betroffene einen Platz ganz nah an der Tür einnimmt und nur kurz bleibt, oder indem bestimmte Situationen nur in Begleitung einer vertrauten Person oder nach der Einnahme von Alkohol oder Medikamenten aufgesucht werden.

Die Betroffen wissen dabei, dass die Angst unangemessen oder übertrieben ist. Die Angstprobleme führen zu Beeinträchtigungen in Beruf, Partnerschaften, Freundschaften und Freizeit. Der gesamte Lebensalltag wird oft erheblich eingeschränkt, die Betroffenen leiden unter der Angst und ihren Begleiterscheinungen. Typischerweise beginnen Soziale Phobien bereits in der frühen Jugend schleichend und kaum merklich. Erste Anzeichen dieser Angststörung zeigen sich oft als ausgeprägte Schüchternheit oder Zurückhaltung.

Zusammenfassung:

Zusammenfassend ist eine Soziale Phobie daran zu erkennen, dass sie im Unterschied zu Schüchternheit oder kurz andauernden Schwierigkeiten in sozialen Situationen
- unangemessen intensiv und häufig auftritt,
- unangemessen lange andauert,

- dazu führt, dass wir sozialen Situationen zunehmend aus dem Weg gehen, sie vermeiden,
- Einschränkungen in verschiedenen Bereichen des Lebens verursacht,
- mit dem Verlust der Kontrolle über das Auftreten und Andauern der Angst verbunden ist und
- starkes Leiden verursacht.

2.2   Wie entsteht eine Soziale Phobie?

Angst an sich ist eigentlich etwas Notwendiges und Sinnvolles. Die Angst-erkrankung Soziale Phobie ist allerdings etwas anderes: Bei der Sozialen Phobie handelt es sich um eine andauernde und beeinträchtigende Übersteigerung normaler und biologisch festgelegter Angst. Sie ist weder notwendig noch sinnvoll. Bei der Frage nach der Entstehung dieser oft schweren Angst-erkrankung müssen die Ursachen auf mehreren Ebenen gesucht werden. Das folgende Beispiel von Herrn M. soll dies veranschaulichen.

Fallbeispiel:

Herr M. lebt seit seiner Kindheit in einer Kleinstadt. Die Schulzeit war ohne Probleme verlaufen. Er war ein gewissenhafter, guter Schüler, der allerdings mündliche Prüfungen wann immer möglich angstvoll vermied. Nach seiner Lehrzeit in einer kleinen Firma am Ort war er drei Jahre in der Finanzbuchhaltung tätig, wo er alleine – mit nur wenigen Kontakten zu anderen Mitarbeitern – in seinem Zimmer arbeitete. Er war mit dieser Situation mehr als zufrieden, weil er noch nie gerne viel mit anderen Leuten zu tun hatte. Vor allem war es ihm schon immer schwer gefallen, anderen offen in die Augen zu sehen und mit anderen locker zu reden.

Vor sechs Monaten wurde er zu seiner Verwunderung erstmals zum Personalchef gerufen und musste fast eine halbe Stunde warten. In dieser Wartezeit gingen ihm plötzlich alle möglichen Gedanken durch den Kopf: „Warum werde ich überhaupt gerufen, habe ich Fehler gemacht?" und er wurde zusehends nervöser und aufgeregter. Als er schließlich in das Büro gerufen wurde überfiel ihn plötzlich Angst – sein Herz raste, die Hände wurden schweißnass und er glaubte zu zittern. Als er den Raum mit unsicherem Gang betrat und sich der Personalchef erhob, bekam er einen Hitzeschauer und er spürte wie sein Gesicht feuerrot anlief. Die dargebotene Hand des Personalchef schüttelnd, schämte er sich seiner schweißnassen Hände. Die eigentlich freudige Nachricht einer Beförderung und

eines neues Arbeitsplatzes mit Verantwortung über mehrere andere Mitar-
beiter bekam er nur unklar mit, da er sich nicht mehr konzentrieren konnte.
Sein Personalchef nahm dies wahr und fragte freundlich, ob ihm nicht gut
sei – was alles viel schlimmer machte. Er bedankte sich stammelnd und
ging „wie im Traum" aus dem Zimmer.

Seit diesem Ereignis änderte sich sein Leben. Die Erinnerung an diese für
ihn unendlich peinliche Situation ließ ihn weder tags noch nachts los. Noch
mehr als früher vermied er nun fast alle Kontakte mit anderen, lief zumeist
mit gesenkten Kopf herum, um keinen Blickkontakt aufnehmen zu müssen
und fühlte sich nur zu Hause und bei seinen Eltern wohl.

Als zwei Wochen später die berufliche Änderung anstand, wurde es so
schlimm, dass er sich krank meldete, um nicht wieder derartige Situationen
zu erleben.

Wie schon in Kapitel 1.1 (Seite 14) dargestellt wurde, sind die Gründe für die
Entstehung von Angstproblemen vielfältig.

Zunächst sind Faktoren zu berücksichtigen, die ererbt oder angeboren sind
oder in der frühen Kindheit erworben wurden. Sie werden auch *prädisponierende* oder *Vulnerabilitätsfaktoren* genannt. Sie können sowohl auf der
gedanklichen Ebene, im Sinne bestimmter Einstellungen oder Denkmus-
ter, bestehen, als auch auf der körperlichen Ebene. Die Forschung hat gezeigt, dass folgende Faktoren die Entstehung einer Sozialen Phobie begünstigen:
– eine wahrscheinlich anlagebedingte erhöhte Angstbereitschaft (erhöhte
   Reagibilität), die vermutlich auch den Hirnstoffwechsel betrifft,
– ein ängstlich-beschützender Erziehungsstil durch einen oder beide Eltern-
   teile,
– mangelnde soziale Kompetenz
– sowie fehlende soziale Fertigkeiten im Umgang mit anderen Menschen
   und sozialen Situationen.

Beim Beispiel von Herrn M. ist in diesem Bereich zu nennen, dass er seit seiner Kindheit soziale Kontakte als eher schwierig erlebt und ein eher zurück-
gezogen lebender und stiller Mensch ist. Denkbar wäre auch, dass unter seinen nächsten Familienangehörigen Personen sind, die ähnlich zurückhaltend
im Umgang mit anderen Menschen sind.

Als *Auslösefaktoren* werden Bedingungen bezeichnet, die in der Zeit bestanden, als die Angst das erste Mal auftrat. Häufig findet sich hier eine Phase oder mehrere einzelne Situationen erhöhter Anspannung. Für Herrn M. ist dies die ungewohnte Situation, zum Chef gerufen zu werden. Dies und die Wartezeit von dem Chefzimmer führte dazu, dass Herr M. bereits mit einer deutlich erhöhten Grundspannung in die Situation hineinging. Auch Herrn M.s Gedanken waren bereits in eine bestimmte Richtung ausgerichtet, nämlich eine ängstlich-furchtsame („Habe ich einen Fehler gemacht?", statt z. B. „Ich werde vielleicht eine Gehaltserhöhung bekommen. Was könnte ich mit dem Geld denn als erstes kaufen?"). Zusätzlich können plötzliche oder lang anhaltende Belastungen – also z. B. Stress und Überarbeitung im Alltagsleben und möglicherweise auch ein ungesunder Lebensstil (wenig körperliche Bewegung, wenig Schlaf, hoher Alkohol- oder Nikotinkonsum) eine Rolle spielen.

Auf der dritten Ebene sind sogenannte *Faktoren der Aufrechterhaltung* angesiedelt. Dies schließt Reaktionen, Denk- und Verhaltensweisen ein, die nach der allerersten Angstsituation aufgetreten sind. Problematisch ist hier vor allem die Tendenz zu Flucht und Vermeidung. Dies ist die entwicklungsgeschichtlich „angelegte" Reaktion auf das unangenehme Angstgefühl und hat kurzfristig den – sehr angenehmen – Effekt, dass die Angst- und Peinlichkeitsgefühle nachlassen bzw. bei Vermeidung gar nicht erst auftreten. In der langfristigen Perspektive haben diese Verhaltensweisen jedoch sehr ungünstige Folgen: Sie verhindern die Erfahrung, dass solche Situationen, wie z. B. bei Herrn M. das Gespräch mit seinem Vorgesetzten, doch zu bewältigen sind. Je mehr solche Situationen vermieden werden, desto stärker steigert sich die ängstliche Erwartungs- und Anspannungshaltung und um so mehr können entsprechende Gedanken und Gefühle die Situation aufschaukeln. Mit der Zeit steigert sich die Vorstellung eines Gespräches mit einem Vorgesetzten zu einer wahren Katastrophe, was wiederum die Tendenz zur Vermeidung solcher Situationen noch weiter verstärkt. In der Zukunft treten allein schon beim Denken oder bei der Erinnerung an solche Situationen ganz automatisch massive körperliche Angstreaktionen und verstärkte Flucht- und Vermeidungstendenzen auf. Dies begünstigt zum einen die weitere Vermeidung solcher Situationen und führt somit in einen Teufelskreis aus Angst, körperlichen Reaktionen, katastrophisierendem Denken und Vermeidung. Zum anderen hat Vermeidung noch weitere negative Folgen, wie z. B. dass die Vertrautheit mit gewissen Situationen verloren geht (z. B. Gespräche mit Vorgesetzten zu führen), dass Informationen verloren gehen, wenn bestimmte Situationen (z. B. gemeinsame Mittagessen) nicht mehr aufgesucht werden und dass langfristig z. B. berufliche Karrierewege abgebrochen werden, wie sich dies im Beispiel von Herrn M. bereits andeutet.

Am Beispiel von Herrn M. wird deutlich, dass für seine Angst nicht eine einzige Ursache vorliegt, sondern dass eine Reihe von Faktoren aus allen drei Bereichen zusammenspielen. So gilt für alle Angsterkrankungen, dass nicht ein alleiniger Grund für das Problem identifiziert werden kann, sondern dass mehrere Faktoren gemeinsam wirken.

Gründe für die Entstehung einer Sozialen Phobie

Die Gründe sind von Person zu Person unterschiedlich. Meist kommen mehrere Dinge zusammen:
- eine möglicherweise angeborene erhöhte Angstbereitschaft
- unangenehme Erfahrungen, wie z. B. Angst während einer Prüfungssituation
- Mangel an sozialen Fertigkeiten, z. B. nie gelernt haben, sich durchzusetzen
- Veranlagung („Meine Eltern waren auch so!")
- Erziehung („Meine Eltern haben mich immer behütet!")
- anhaltende Belastung, wie z. B. Stress, Überlastung, Überforderung
- ungünstiger Umgang mit der Angst, z. B. die Tendenz schwierige Situationen komplett zu vermeiden und einmalige Misserfolge zu generalisieren

---

„Warum gerade ich?"

Die genaue „Ursachenkombination" kann dabei bei verschiedenen Menschen so unterschiedlich sein wie die Menschen selbst. Manche Aspekte dieser Ursachenkombination können nur Sie selbst feststellen (z. B. bestimmte Erinnerungen), andere lassen sich vielleicht gar nicht mehr rekonstruieren (z. B. ob es in der Grundschule unangenehme Erlebnisse gab), wieder andere sind ohne komplizierte medizinische Untersuchungen schwer festzustellen (z. B. ob und in welchem Ausmaß ein Ungleichgewicht der biochemischen Botenstoffe im Hirn vorliegt). Welche Kombination von Faktoren bei einer bestimmten Person vorliegt, lässt sich in vielen Fällen nicht eindeutig klären. Dies ist für eine erfolgreiche Bewältigung der Sozialen Phobie aber auch nicht notwendig, denn in erster Linie kommt es darauf an zu lernen, den überwältigenden Teufelskreis in den Abläufen der Sozialen Phobie zu durchbrechen.

2.3   Habe ich eine Soziale Phobie?

Die Beantwortung des folgenden Fragebogens kann Ihnen einen ersten An-
haltspunkt geben, ob Sie möglicherweise an einer Sozialen Phobie leiden.

Fragebogen

Leiden Sie unter unbegründet starker Angst und Unsicherheit, etwas in
Gegenwart anderer zu tun oder im Mittelpunkt der Aufmerksamkeit anderer zu stehen, wie z. B.:

	Ja	Nein
1. mit anderen Menschen zu reden oder sie etwas zu fragen?	○	○
2. vor anderen, z. B. einer kleinen Gruppe, zu sprechen?	○	○
3. andere, Ihnen unbekannte Menschen anzusprechen?	○	○
4. an Veranstaltungen oder Treffen teilzunehmen?	○	○
5. zu essen oder zu trinken, wenn andere Ihnen dabei zuschauen?	○	○
6. zu schreiben, wenn andere Ihnen dabei zuschauen?	○	○
7. Prüfungen zu absolvieren, obwohl Sie gut vorbereitet sind?	○	○
8. vor anderen sozialen Situationen?	○	○

**Wenn Sie alle Fragen verneint haben, brauchen Sie die weiteren
Fragen nicht zu beantworten. Wenn Sie auch nur eine Frage bejaht
haben, sollten Sie auch die nächsten Fragen beantworten.**

	Ja	Nein
9. Vermeiden Sie oft wegen Ihrer Angst solche Situationen?	○	○

Wenn Sie in solchen Situationen waren oder daran dachten,
befürchteten Sie, dass …

10. Ihnen etwas Peinliches oder Beschämendes passieren würde?	⊗	○
11. Sie vor Scham oder Aufregung erröten könnten?	○	○

Wenn Sie in solchen Situationen waren oder daran dachten …

12. zitterten oder bebten Sie vor Angst?	⊗	○
13. hatten Sie starkes Herzklopfen oder Herzrasen?	⊗	○
14. schwitzten Sie stark?	○	⊗
15. hatten Sie Atemnot oder waren Sie kurzatmig?	○	⊗
16. war Ihnen übel oder hatten Sie Magenbeschwerden?	⊗	○

Haben Sie mindestens eine der Fragen von 1 bis 8 mit „Ja" beantwortet und zusätzlich eine oder mehrere der Fragen 9 bis 16? Dann haben Sie möglicherweise eine Soziale Phobie.

Wenden Sie sich an einen psychologischen Psychotherapeuten oder an einen Psychiater, der gegebenenfalls die Diagnose bestätigen kann und mit Ihnen gemeinsam über Auswege aus dem Problem sprechen wird.

2.4   Wann ist es keine Soziale Phobie?

Die Grenze zwischen Sozialer Phobie und extremer Schüchternheit ist oft fließend. Wenn Sie schon seit frühester Kindheit schüchtern waren, diese Schüchternheit Ihre Lebensqualität aber nicht schwerwiegend beeinträchtigt, handelt es sich wahrscheinlich nicht um eine Soziale Phobie. Es gibt stille, schüchterne Menschen, die für sie unangenehme Situationen durchaus auf sich nehmen, wenn es nötig ist. Schüchternheit kann allerdings die Anfälligkeit für die Erkrankung Soziale Phobie erhöhen. Sie sollten daher bei stark ausgeprägter Schüchternheit erwägen, etwas gegen Ihre Ängste zu tun und so die Schwelle für eine Soziale Phobie heraufsetzen!

Manche Menschen finden, dass die Unsicherheit in sozialen Situationen zu „ihrem Wesen" gehöre oder dass sie „einfach schon immer schüchtern" seien. Bedenken Sie dennoch, dass es vermutlich nicht zu Ihrem Wesen gehört, eine Angsterkrankung zu entwickeln! Sie müssen Ihre Denk- und Verhaltensweisen auch nicht grundsätzlich verändern und zu einem draufgängerischen Vielredner werden, um Ihr Risiko für die Entwicklung einer Sozialen Phobie zu verringern. Sie sollten jedoch kritisch prüfen, in welchem Umfang Sie Situationen vermeiden und übertrieben ängstliche Sichtweisen zeigen und an den entsprechenden Stellen entgegenwirken.

2.5   Was geschieht, wenn die Soziale Phobie unbehandelt bleibt?

Viele Menschen hoffen, dass ihre sozialen Ängste von allein wieder verschwinden. Dies ist allerdings nur selten der Fall. Die Forschung zeigt, dass bei vielen Betroffenen die Ängste zwar manchmal für einige Zeit weniger belastend sind, dann jedoch häufig wieder zurückkehren und manchmal auch schlimmer werden als zuvor.

Wenn uns eine Situation Angst macht, erscheint es zunächst nur natürlich, dass wir dies als unangenehm empfinden und versuchen, ihr aus dem Weg zu gehen, die Situation also zu vermeiden. Damit kann aber der Teufelskreis der Angstentwicklung in Gang kommen. So besteht einerseits die Gefahr, dass sich die Vermeidung auf mehr und mehr Lebensbereiche ausweitet, und andererseits entgeht uns so die Möglichkeit, durch Lerneffekte bestimmte Situationen zu meistern.

Denken Sie an das Beispiel der Prüfungsangst: Diese Angst kann sich auf ähnliche Situationen übertragen, so dass auch ein normales Gespräch mit einem Lehrer oder Vorgesetzten Ängste hervorruft, weil man befürchtet, etwas Falsches zu sagen oder dass andere über einen lachen könnten. Man fühlt sich zunehmend hilflos. In der Folge werden auch das Berufsleben und der Freizeitbereich durch die Vermeidung beeinträchtigt. Beispielsweise werden Bewerbungsgespräche zunehmend schwieriger, weil der Betroffene befürchtet rot zu werden. Oder jemand sagt seine Meinung nicht mehr oder kann keine Telefonate mehr erledigen, weil er befürchtet, dass die Stimme zittern könnte. Möglicherweise werden alle Restaurant-, Theater- oder Kinobesuche vermieden, weil man die Aufmerksamkeit anderer Menschen fürchtet.

Bei manchen Menschen kommt es auf Grund der Sozialen Phobie zur Vereinsamung, weil die Betroffenen nicht mehr in der Lage sind, Lebenspartner zu finden. Menschen mit Sozialer Phobie sind in ihren Freundschaften und in ihrem sozialen Leben erheblich eingeschränkt. Auch die berufliche Leistungsfähigkeit und Karrieremöglichkeiten werden oft durch die Soziale Phobie beeinträchtigt.

Ein weiteres Risiko besteht darin, in der Verzweiflung unkontrolliert zu vermeintlichen Hilfsmitteln zu greifen, wie z. B. zu Alkohol oder zu beruhigenden Medikamenten, deren Einnahme nicht vom Arzt angeordnet und überwacht wird. Hieraus können sich Abhängigkeits- und weitere Folgeprobleme entwickeln.

Eine wichtige und leider nicht seltene Komplikation kann durch die Entwicklung einer Depression entstehen. Aus der neueren Forschung wissen wir, dass die Soziale Phobie ein wichtiger Risikofaktor für eine spätere Depression sein kann. Mehr als ein Drittel aller langwierigen, d. h. über Jahre andauernden Sozialen Phobien münden in eine zusätzliche depressive Erkrankung.

Was ist eine Depression?

Gelegentliche Gefühle der Traurigkeit gehören zum alltäglichen Leben. Wenn Menschen jedoch stark ausgeprägte Gefühle von Traurigkeit, Interesselosigkeit und Verzweiflung zeigen, diese über mehrere Wochen unverändert anhalten und die Lebensführung erschweren, bezeichnen wir dies als Depression. Depressionen können durch eine Lebenskrise, wie den Tod eines geliebten Menschen, Scheidung, aber auch durch lang andauernde Angsterkrankungen wie z. B. die Soziale Phobie und die daraus entstehenden Komplikationen ausgelöst werden. Eine depressive Störung ist eine Erkrankung, die die Lebensperspektive eines Menschen und sein Alltagsleben nachhaltig beeinträchtigt. Menschen mit einer depressiven Störung fühlen sich traurig, müde und interesselos. Sie schlafen schlechter, haben weniger Appetit, können sich nicht mehr konzentrieren und fühlen sich wertlos. Einst gern verrichtete Dinge sind nicht mehr von Interesse. Eine depressive Störung kann sich auch verschlimmern oder gar chronisch werden. Wird sie nicht behandelt, kann sie bei manchen Menschen über viele Jahre anhalten. Sie kann während eines Lebens mehrmals auftreten und sogar zum Selbstmord führen.

Wenn Sie bemerken, dass Ihre Angstprobleme zusammen mit derartigen depressiven Symptomen auftreten, sollten Sie unbedingt mit Ihrem Arzt oder einem Psychotherapeuten Kontakt aufnehmen. Sowohl die Angst wie auch die Depression können erfolgreich mit Psychotherapie, Medikamenten oder beidem kombiniert behandelt werden.

Im Kapitel 8 (Seite 116) haben wir Ratgeber aufgeführt, die Ihnen helfen können sich über Depressionen und deren Behandlungsmöglichkeiten zu informieren.

Zusammenfassung:

– Schüchternheit, soziale Ängste und die Soziale Phobie können als Stufen eines Kontinuums verstanden werden: gemeinsam sind allen drei Begriffen eine gewisse Zurückhaltung im Umgang mit anderen und Ängste in sozialen Situationen. Die Belastung, die dadurch entsteht, unterscheidet sich jedoch erheblich.

- Bei der Beschreibung der Entstehungsbedingungen für eine Soziale Phobie sollten drei Ebenen betrachtet werden: prädisponierende Faktoren, Auslösefaktoren und aufrechterhaltende Faktoren. Nur in enger Zusammenarbeit mit dem Betroffenen selbst können die jeweils relevanten Gründe für das Entstehen der Sozialen Phobie beschrieben werden.
- Eine Soziale Phobie lässt sich anhand bestimmter Merkmale erkennen; die endgültige Diagnose sollte jedoch durch einen Fachmann (psychologischer oder ärztlicher Psychotherapeut oder Psychiater) gestellt werden.
- Viele Menschen mit einer Sozialen Phobie begeben sich erst spät in Behandlung. Dies bringt erhebliche Risiken mit sich: zum einen stellt die fortgesetzte Beeinträchtigung der Lebensqualität einen nicht wieder gut zu machenden Verlust dar, zum anderen besteht eine erhöhte Gefahr von Folgeerkrankungen wie z. B. Abhängigkeitserkrankungen (Alkohol, Medikamente) und Depressionen.

3 Die Behandlung der Sozialen Phobie

Zur Behandlung der Sozialen Phobie existieren heute mehrere wirksame Behandlungsmethoden. Als erfolgreiche Methoden haben sich erwiesen:

a) Psychotherapie, insbesondere die Verhaltenstherapie, deren Wirksamkeit bei der Sozialen Phobie wissenschaftlich belegt ist,

b) Medikamente, deren Wirksamkeit bei der Sozialen Phobie geprüft wurde und die nicht zur Gewöhnung führen oder abhängig machen und

c) eine Kombination aus psychotherapeutischen und medikamentösen Behandlungsmaßnahmen.

Beachten Sie:

Eine erfolgreiche Behandlung der Sozialen Phobie erfordert jedoch immer Ihre aktive Mitarbeit und entsprechende Übungen!

3.1 Die Behandlung mit Verhaltenstherapie

Wie wissenschaftliche Studien gezeigt haben, kann die Soziale Phobie erfolgreich mit Psychotherapie, insbesondere der Verhaltenstherapie behandelt werden. Unter Verhaltenstherapie versteht man eine psychotherapeutische Behandlungsform, die meist in mehreren aufeinanderfolgenden Schritten verläuft:

Die Basis verhaltenstherapeutischer Methoden besteht in ausführlichen Gesprächen zwischen Patient und Therapeut, der sogenannten Verhaltensanalyse. Dabei wird zunächst innerhalb weniger Sitzungen geklärt, welche Bedingungen und Auslöser die Soziale Phobie mitverursacht und ausgelöst haben, welche Faktoren die Probleme jetzt aufrechterhalten und welche Komplikationen dadurch entstanden sind. Dabei wird in der Regel die gesamte Lebenssituation in die Gespräche einbezogen.

Eine wichtige Hilfe stellen bei der Verhaltensanalyse und dem Therapieverlauf die Angsttagebücher dar, mit denen Sie lernen sollen, diese Bedingungen und Auslöser zu erkennen und im späteren Verlauf Ihre Übungen zu strukturieren. Entsprechend der jeweiligen Problemlage des einzelnen Patienten sowie den Rahmenbedingungen, z. B. der zur Verfügung stehenden Zeit, dem Schweregrad der Sozialen Phobie und sonstiger Problembereiche, kommen dann recht unterschiedliche Therapiemaßnahmen zum Einsatz, die in unterschiedlicher Weise an verschiedenen Aspekten der Sozialen Phobie und den daraus entstandenen Komplikationen ansetzen.

Die wichtigsten Elemente einer erfolgreichen Psychotherapie bestehen darin,
- mittels praktischer Übungen (Exposition) zu lernen, den Teufelskreis aus Angst und Vermeidung zu durchbrechen,
- mittels gedanklicher Übungen (= kognitive Übungen) zu lernen, den Teufelskreis aus Gedanken, Gefühlen, körperlichen Reaktionen und Verhalten aktiv zu bewältigen,
- Strategien zu lernen, um sich selbst beim Umgang mit akuten Angstgefühlen zu helfen,
- gegebenenfalls Entspannungsverfahren zu lernen, um die erhöhte Angstbereitschaft zu senken sowie
- Übungen durchzuführen, die zu einer verbesserten sozialen Kompetenz führen.

3.2   Die Behandlung mit Medikamenten

Wie wirken Medikamente?

Angst, Stress, unser gesamtes Verhalten, unsere Gefühle und Gedanken sind, wie wir gezeigt haben, immer mit regelhaften Vorgängen in unserem Körper verbunden. Diese Vorgänge sind biologischer und biochemischer Natur und werden über bestimmte Areale unseres Gehirns gesteuert. Diese Vorgänge nennt man Gehirnstoffwechsel.

Bei der Sozialen Phobie, wie auch bei den meisten anderen psychischen Erkrankungen, sind bestimmte Stoffwechselvorgänge im Gehirn verändert. Die Veränderungen können durch viele Faktoren ausgelöst werden, die im Einzelnen noch nicht bekannt sind. Meist liegt eine erhöhte Empfindlichkeit einzelner Hirnsysteme zu Grunde, die zur Folge hat, dass bestimmte soziale Situationen oder auch Gedanken erheblich gesteigerte und angstvolle Reaktionen auslösen, die sich auch körperlich zeigen. Diese Fehlsteuerungen (Störungen) in den biochemischen Vorgängen können durch bestimmte angstlösende Medikamente verändert werden, indem die fehlregulierten Stoffwechselvorgänge normalisiert werden.

An den Angstreaktionen im Gehirn sind mehrere Systeme des Hirnstoffwechsels beteiligt. Einige Systeme sind für die aktuelle (schnelle) Angstreaktion verantwortlich, andere für die langfristige Bereitschaft, mit Angst zu reagieren. Auf das System der akuten Angstreaktion wirken die Tranquilizer, wie z. B. Benzodiazepine. Diese können aber die langfristige Fehlregulation nicht aufheben. Sie sind daher nur für die kurzfristige, meist nur akute Behandlung geeignet. Die langfristige Bereitschaft mit Angst zu reagieren, lässt sich dagegen gut z. B. mit reversiblen MAO-Hemmstoffen behandeln. Diese bewirken ebenso wie selektive Serotonin-Wiederaufnahmehemmer und trizyklische Antidepressiva (nach ihrer chemischen Struktur so benannte Medikamente) eine Anreicherung bestimmter Botenstoffe im Gehirn (hauptsächlich Serotonin und Noradrenalin). Ein Mangel dieser Botenstoffe kann zum Auftreten von Angsterkrankungen und Depressionen führen. Diese Medikamente müssen aber über einen längeren Zeitraum bis zur Normalisierung der Stoffwechselvorgänge eingenommen werden. Auch wenn eine deutliche Besserung des Befindens eingetreten ist, kann die fortgesetzte Einnahme dieser Medikamente sinnvoll sein, um den Zustand zu stabilisieren.

Medikamente können also bewirken, dass Sie weniger ängstlich, angespannt und verzweifelt sind – sie reduzieren Ihre Angst. Es werden zwar viele unterschiedliche Medikamente gegen die Soziale Phobie verschrieben, aber nur wenige von ihnen wurden speziell auf die mögliche Wirkung, Nebenwirkungen und ihre langfristige Erfolgswahrscheinlichkeit bei Sozialer Phobie untersucht. Tabelle 1 gibt Ihnen einen Überblick über verschiedene medikamentöse Behandlungsmethoden, ihre Erfolgsaussichten und mögliche Probleme. Wenn Sie weitergehende Fragen zu diesen oder anderen Medikamenten haben, wenden Sie sich bitte an Ihren Arzt.

Die medikamentöse Behandlung wird oftmals nur als bloße Einnahme von Arzneimitteln missverstanden. Die Behandlung mit Medikamenten stellt aber ebenso wie die Verhaltenstherapie einen sorgfältigen Prozess dar, in dem die Besonderheiten des jeweiligen Einzelfalls und der jeweilige Behandlungsfortschritt zu jedem Zeitpunkt überprüft werden.

Tabelle 1: Medikamentöse Behandlungsformen

Medikamenten-gruppe	Wirksubstanz/ Handelsname (Beispiele)	Wirkung und Risiken
selektive Serotonin-Wiederaufnahme-hemmer (SSRI)	– Paroxetin (Seroxat®, Tagonis®) – Sertralin (Zoloft®, Gladem®) – Fluvoxamin (Fevarin®)	– Wirksamkeit bei Sozialer Phobie nachgewiesen – gute Verträglichkeit – Wirkungseintritt nach zwei Wochen

(Fortsetzung auf nächster Seite)

Medikamenten-gruppe	Wirksubstanz/ Handelsname (Beispiele)	Wirkung und Risiken
reversible MAO-Hemmer	Moclobemid (Aurorix®)	– Wirksamkeit bei Sozialer Phobie nachgewiesen – führen nicht zu Abhängigkeit – Wirkungseintritt nach zwei Wochen
Serotonin-Noradrenalin-Wiederaufnahme-hemmer (SNRI)	– Venlafaxin (Trevilor®)	– Wirksamkeit bei Sozialer Phobie nachgewiesen – Wirkungseintritt nach zwei Wochen
Benzodiazepine	– Clonazepam (z. B. Rivotril®)	– Wirkung bei Sozialer Phobie bisher nur in kleineren Studien nachgewiesen – Wirkungseintritt sofort – können bei längerer Einnahme abhängig machen
Beta-Blocker	– Atenolol (z B. Atebeta®, Atehexal®)	– Wirkung bei Sozialer Phobie ungewiss
trizyklische Antidepressiva	– Clomipramin (z. B. Anafranil®)	– Wirkung bei Sozialer Phobie nicht geprüft – anticholinerge Neben-wirkungen
Neuroleptika	– Propylphenothiazin (z. B. Taxilan®)	– Wirkung bei Sozialer Phobie nicht geprüft – können bei längerem Gebrauch Spätdys-kinesien hervorrufen
pflanzliche Mittel	– Johanniskraut (z. B. Hypericum Stada®, Jarsin®, Esbericum®, Libertin®) – Kava-Kava-Wurzelstock (z. B. Kavacur®, Kavasedon®) – Baldrian (z. B. Baldrian-dispert®)	– Wirkung bei Sozialer Phobie nicht nach-gewiesen

Das Verständnis für die Veränderungen der Hirnstoffwechselvorgänge (Neurobiologie) ist bei der Sozialen Phobie noch sehr begrenzt. Die bisher vorliegenden wissenschaftlichen Untersuchungen lassen jedoch Veränderungen bei zwei wesentlichen Neurotransmittersystemen vermuten: dem dopaminergen und dem serotonergen System. Arzneimittel, die eines dieser beiden Systeme – besser aber beide zusammen – in geeigneter Weise beeinflussen, lassen daher eine gute Wirksamkeit bei der Sozialen Phobie erwarten.

Bei der Therapie der Sozialen Phobie kommt es entscheidend darauf an, die empfohlenen Medikamente über längere Zeit (mindestens mehrere Wochen) hinweg regelmäßig einzunehmen. Auch Medikamente benötigen einige Zeit, um stabile und bleibende Änderungen herbeizuführen.

Beachten Sie:

Eine medikamentöse Behandlung allein bedeutet allerdings noch nicht, dass von heute auf morgen alle Probleme gelöst sind. Wenn man jahrelang unter Sozialer Phobie gelitten und bestimmte Situationen immer wieder gemieden hat, verändert sich das Leben so tiefgreifend, dass eine Behandlung, welcher Art auch immer, Ihr Leben nicht „über Nacht" verändern kann.
Die durch ein Medikament erzielbare Verminderung Ihrer Angst kann Sie aber in die Lage versetzen, soziale Situationen anzugehen, die Sie vorher nur noch angstvoll meiden konnten.

Das ist leichter gesagt als getan. Wie können Sie das erreichen? Einige Vorstellungen darüber bekommen Sie sicher, wenn Sie in Kapitel 6 die Wirkweise eines zweiten bewährten Ansatzes betrachten.

3.3 Selbsthilfe

Einen dritten Weg bzw. eine Ergänzung der beiden oben genannten Behandlungsmöglichkeiten stellt ein Programm dar, das Sie allein ohne professionelle Hilfe durchführen, ein sogenanntes „Selbsthilfeprogramm". Das ab Kapitel 6 (Seite 52 ff.) beschriebene Vorgehen ist ein solches Programm. Selbsthilfeprogramme können z. B. zur Überbrückung der Wartezeit auf einen Behandlungsplatz dienen oder hilfreich sein, wenn Sie am Wohnort keinen Arzt oder Psychologen finden können.

Gegenüber einer Psychotherapie oder medikamentösen Therapie hat diese Behandlungsform den Vorteil, dass Sie sie jederzeit und an jedem Ort beginnen und durchführen können. Es entstehen keine Wartezeiten auf einen Therapieplatz oder einen Termin beim Arzt und Sie brauchen mit niemandem über Ihr Problem zu sprechen, wenn Sie dies nicht möchten. Während des Programms können Sie selbst bestimmen, was Sie als nächsten Schritt wählen und wann Sie zur nächsten Stufe übergehen.

Dieses hohe Maß an Selbstbestimmung kann jedoch auch problematisch werden: Oft bedarf es etwas Mut, um eine neue Übung anzugehen oder Durchhaltevermögen, wenn die Fortschritte zeitweise etwas stagnieren. In solchen Momenten könnte Ihnen ein Ansprechpartner fehlen. Es kann daher hilfreich sein, sich mit anderen Betroffenen zusammenzuschließen oder sich in solchen Momenten Rückhalt von vertrauten Personen zu holen, die sich ebenfalls mit dem Programm vertraut gemacht haben und die Sie dann ermutigen können.

Eine weitere Schwierigkeit besteht darin, dass selbst das ausführlichste Selbsthilfeprogramm nicht alle individuellen Besonderheiten und möglicherweise auftretende Probleme vorwegnehmen kann. Sie sollten sich in diesem Fall nicht scheuen, die Hilfe eines Experten in Anspruch zu nehmen. Dies gilt auch, wenn Sie mit dem Selbsthilfeprogramm trotz intensiven Übens keine Fortschritte oder gar eine Verschlimmerung Ihrer Probleme bemerken. Möglicherweise besteht eine Komplikation, die Sie übersehen haben oder es traten Missverständnisse bei der Durchführung der Übungen auf. Diese oder andere Gründe können nur in einem individuellen Gespräch geklärt werden. Günstig ist es, wenn Sie sich an einen Psychotherapeuten wenden, der mit der Grundidee des Programms vertraut ist, d. h. an einen Verhaltenstherapeuten.

Zusammenfassung:

- Die psychotherapeutische Behandlung der Sozialen Phobie (v. a. die Verhaltenstherapie) hat sich in vielen Überprüfungen als wirksam erwiesen, auch langfristig die Probleme zu reduzieren bzw. zu bewältigen.
- Zur Behandlung der Sozialen Phobie werden eine Reihe von Medikamenten eingesetzt, von denen jedoch nicht alle gleich gut wirksam und verträglich sind.
- Nach der Auswahl eines Medikaments ist es wichtig, es genau nach Verschreibung des Arztes einzunehmen und nicht ohne Rücksprache mit dem Arzt die Dosierung zu ändern.

- Ob die Kombination von Medikamenten und Psychotherapie einem der einzelnen Verfahren überlegen ist, kann derzeit nicht mit Sicherheit gesagt werden.
- Selbsthilfegruppen und -programme sind in ihrer Wirksamkeit bislang nicht wissenschaftlich abgesichert. Sie stellen jedoch vor allem bei eingegrenzten Problemen und als erste Auseinandersetzung mit der sozialen Angst eine günstige Herangehensweise dar.

Teil 2:
AUSWEG – Ihr Weg aus der Sozialen Phobie

4   Überblick über Ihr AUSWEG-Programm

Im ersten Teil dieses Buches haben wir Ihnen Informationen über Angst allgemein und über die Soziale Phobie im Besonderen bereitgestellt. Im zweiten Teil soll es nun darum gehen, auf dieser Grundlage etwas gegen Ihre sozialen Ängste zu unternehmen. Dazu wollen wir Ihnen konkrete Hilfestellungen geben. Wenn Sie mit dem folgenden Programm beginnen wollen, sollten Sie als erstes den Informationsteil des Buches aufmerksam durchlesen, um so die Wissensgrundlage für die im Folgenden dargestellten Schritte zu erwerben.

Im ersten Schritt des Programms (Abschnitt A) lernen Sie, Ihre Angst systematisch zu beobachten, so dass Sie Ihren individuellen Umgang mit der Angst genau kennen lernen. Die Abschnitte U, S, W und E beziehen sich auf vier Problembereiche:
– eine allgemein erhöhte Grundanspannung (Abschnitt U),
– ungünstige Verhaltensreaktionen (Abschnitt S),
– angstmachende Gedanken (Abschnitt W) und
– selbstunsicheres Verhalten (Abschnitt E).

Die einzelnen Übungen innerhalb dieser Bereiche bauen aufeinander auf. Ehe Sie die ersten Übungen nicht erfolgreich absolviert haben, sollten Sie nicht zu nächsthöheren, zumeist schwereren Aufgaben übergehen. Es kann sonst leicht passieren, dass Sie Misserfolge und Rückschläge erleben, die Sie entmutigen. Ein letzter Abschnitt (G) befasst sich mit der Stabilisierung der erreichten Erfolge.

Die Reihenfolge der Schritte wird von uns zwar so vorgeschlagen, ist für eine erfolgreiche Veränderung sozialer Angst jedoch nicht zwingend notwendig. So ist es prinzipiell möglich, die Reihenfolge zu verändern, z. B. wenn Sie gerade viel Zeit für Übungen haben, die Ihnen in den darauffolgenden Wochen nicht mehr zur Verfügung stünde. Wenn Sie zunächst ein Entspannungsverfahren erlernen (Abschnitt U), kann das bei der Durchführung der Verhaltensübungen hilfreich sein. Andererseits ändern Sie damit zunächst nichts an den konkreten Situationen, die Ihnen Angst machen, so dass Sie vermutlich weniger deutliche Erfolge Ihrer Bemühungen bemerken werden.

Für alle Schritte gilt, dass die entscheidenden Veränderungen nur durch Übungen erreicht werden können, die Sie durchführen. Sie tragen damit selbst den Löwenanteil zu allen Veränderungen bei. Dies mag zwar manchmal anstrengend und mühsam sein, stellt jedoch auch Ihre Chance dar, selbst etwas gegen

Ihre Probleme zu unternehmen. Die Bewältigung der Sozialen Phobie und ihrer Folgen ist ein schrittweiser Prozess – es gibt keine Lösung über Nacht! Es besteht zwar kein direkter Zusammenhang zwischen der Dauer von Problemen und der Zeit, die benötigt wird um sie zu lösen. Bedenken Sie jedoch, dass Verhaltens- und Denkgewohnheiten, die Sie über Jahre hinweg gezeigt haben, sich nicht innerhalb weniger Wochen ohne große Anstrengung ändern lassen. Sie können jedoch durch Ihre aktive Mitarbeit viel dazu beitragen, Ihre Probleme möglichst schnell und wirksam zu reduzieren. Dabei wünschen wir Ihnen viel Erfolg!

4.1 Wann ist dieses Programm geeignet?

Das vorliegende Programm richtet sich an alle Menschen, die etwas gegen ihre sozialen Ängste bzw. gegen ihre Soziale Phobie tun möchten. Sie benötigen dazu keine besonderen Vorkenntnisse oder Hilfsmittel. Da das Programm allerdings auf Ihrer Mitarbeit aufbaut, sollten Sie pro Woche mehrere Stunden aufbringen können, um die jeweiligen Übungen und Aufgaben durchzuführen. Dafür ist es günstig, wenn Sie dies über einen längeren Zeitraum tun können (je nach Intensität des Problems und Ihrer Übungen Wochen oder Monate), so dass Sie ohne längere Unterbrechungen das Programm durcharbeiten können. So wäre es eher ungünstig, die Übungen kurz vor einer anstrengenden Dienstreise zu beginnen, während der Sie die Übungen wieder unterbrechen müssen. Auch kurz vor einem mehrwöchigen Urlaub empfiehlt es sich nicht mit den Übungen zu beginnen – es sei denn, Sie können sie während des Urlaubs fortsetzen.

Reservieren Sie möglichst feste Zeiten in der Woche, an denen Sie sich mit den Übungen beschäftigen bzw. legen Sie am Anfang der Woche fest, wann Sie bestimmte Übungen absolvieren werden. Sammeln Sie Ihre Unterlagen an einer Stelle (z. B. in einem Ordner), so dass Sie bei Fragen schnell nachschlagen können und Sie mit wenig Aufwand Ihr früheres und jetziges Befinden vergleichen können.

Wenn Sie nach vier bis sechs Wochen konzentrierter und systematischer Beschäftigung mit dem Programm noch keine Besserung bemerken oder sich mit den Übungen überfordert fühlen, sollten Sie sich zusätzliche Unterstützung holen. Sie können sich beispielsweise an Ihren Hausarzt wenden. Er wird Ihnen weitere Hilfe anbieten können, z. B. indem er Ihnen zusätzlich ein geeignetes Medikament verschreibt bzw. Sie zu einem Psychiater oder Neurologen (d. h. einem Nervenarzt) oder an einen Psychologischen Psychotherapeuten überweist. Sie können sich auch direkt an einen Psychologischen Psychotherapeuten wenden, um dort eine psychologische Behandlung zu beginnen. Sie sollten sich auch dann nach Unterstützung umsehen, wenn Sie es trotz wiederholter Vorsätze nicht schaffen, die Übungen wie geplant durchzuführen. Möglicherweise hilft es bereits, sich mit anderen Betroffenen zusammen zu schließen und die Übungen parallel durchzuführen und dann zu besprechen.

Sollte Ihnen beim Lesen des Informationsteils oder beim Beobachten der Angst klar geworden sein, dass bei Ihnen ein Abhängigkeitsproblem vorliegt – sei es in Bezug auf Alkohol oder Medikamente –, sollten Sie beim Reduzieren der Alkoholmenge bzw. der Medikamentendosis in jedem Falle medizinische Unterstützung in Anspruch nehmen. Vor allem bei längerer Einnahme möglicherweise süchtig machender Stoffe kann es beim Absetzen oder Reduzieren der Dosis zu Entzugssymptomen kommen, die unter Umständen sehr unangenehm sein können.

5 Selbsthilfe und Medikamente

Medikamente zur Behandlung der Sozialen Phobie bewirken schrittweise eine Normalisierung der entgleisten und fehlgesteuerten Hirnstoffwechselvorgänge und senken so stufenweise auch Ihr allgemeines Stress- und Anspannungsniveau. Bei regelmäßiger Einnahme über einige Wochen wird somit die „Angstbereitschaft" vermindert und die Möglichkeit zu einer Auseinandersetzung mit sozialen Angstsituationen erleichtert, die bislang vermieden wurden.

Dieser Vorgang führt nicht – wie oft befürchtet – zu einer Abhängigkeit, Persönlichkeits- oder Wesensveränderung. Jede Behandlung mit Medikamenten kann nur erfolgreich sein, wenn die Dosierung ausreichend ist, das Medikament hinreichend lange eingenommen und nicht vorzeitig abgesetzt wird. Deswegen dürfen Sie keinesfalls ohne vorherige Absprache mit Ihrem Arzt die Einnahmemenge oder -häufigkeit verändern. Auch wenn Sie sich besser fühlen, sollten Sie so lange die Einnahmehäufigkeit und Dosierung beibehalten, bis Sie mit Ihrem Arzt eine Änderung besprochen haben!

Teilen Sie Ihrem Arzt auch mit, ob Sie weitere Medikamente, z. B. wegen anderer Erkrankungen, einnehmen. Sprechen Sie mit Ihrem Arzt über alle Probleme und Fortschritte, und lesen Sie auch den Beipackzettel sowie die Tabelle 1 auf Seite 39.

MAO-Hemmer und andere Wirkmechanismen

Die Erhöhung der Verfügbarkeit von Botenstoffen im Gehirn (siehe Seite 38) erfolgt im Wesentlichen durch zwei Mechanismen. Eine Gruppe von Medikamenten bewirkt dies über die Blockade der Wiederaufnahme der Botenstoffe in das ausschüttende Neuron. Die andere Gruppe blockiert den Abbau der Botenstoffe, so dass eine größere Menge dieser Stoffe verfügbar bleibt. Den letzteren Mechanismus nennt man Monoaminoxidase (MAO)-Hemmung. Die Monoaminoxidase ist ein körpereigenes Enzym, durch das die wichtigsten Botenstoffe abgebaut werden.

Die erste Generation derartiger MAO-Hemmstoffe hemmte die Aktivität dieses Enzyms langdauernd, d. h. die Wirkung hielt noch lange nach der letzten Einnahme an. Deshalb brachte die Behandlung mit diesen Substanzen einige Probleme mit sich. So mussten die Patienten z. B. eine spezielle Diät einhalten, und die richtige Dosierung war nicht immer leicht zu finden. Die neue Generation dieser Arzneimittel hemmt das Enzym nur vorübergehend (reversibel). Eine spezielle Diät ist nicht mehr erforderlich und die Medikamente lassen sich auch leicht dosieren.

Bei korrekter Dosierung und regelmäßiger Einnahme stellen Medikamente eine wirksame Behandlung der Sozialen Phobie dar, was durch zahlreiche Studien belegt wird. Aber auch eine psychotherapeutische Herangehensweise kann ebenso gut eine Soziale Phobie behandeln, genau so wie eine Kombination der beiden Methoden. Eine medikamentöse Therapie scheint dabei vor allem kurzfristig die besseren Erfolge zu erzielen, während psychotherapeutische Ansätze auf lange Sicht (mehrere Jahre) stabile Verbesserungen bewirken. Eine Empfehlung für eine der beiden Vorgehensweisen bzw. deren Kombination können wir daher derzeit nicht aussprechen. Es ist sehr gut möglich, die Soziale Phobie ohne Medikamente zu behandeln, es spricht jedoch auch nichts dagegen, wenn Sie beim Durcharbeiten dieses Programms zusätzlich durch Medikamente unterstützt werden.

Üblicherweise werden die heute empfohlenen Medikamente zur Behandlung der Sozialen Phobie sehr gut vertragen. Wie bei allen Arzneimitteln können sich jedoch bei manchen Patienten unerwünschte Nebenwirkungen einstellen. Sie sind eine Reaktion des Organismus auf das Medikament. Insbesondere zu Beginn der Medikamenteneinnahme treten bei manchen Patienten Nebenwirkungen auf, z. B.
– Probleme beim Einschlafen, veränderte Schlafdauer,
– Kopfschmerzen,
– Schwindelgefühle (Benommenheit im Stehen) oder
– Übelkeit.

Wenn bei Ihnen Beschwerden auftreten, sollten Sie zunächst mit Ihrem Arzt sprechen. Bitte setzen Sie nicht ohne Rücksprache mit Ihrem Arzt eigenmächtig das Medikament ab, denn möglicherweise sind Ihre Beschwerden durch ein anderes Mittel leicht zu mindern oder stellen eine typische Reaktion auf das Medikament dar, die in aller Regel nach kürzester Zeit von allein verschwindet. Dies kann jedoch Ihr Arzt am besten beurteilen und wird mit Ihnen das für Sie günstigste Vorgehen besprechen.

6   Ihr Ausweg aus der Angst

Abschnitt A: Angst kennen lernen

Ziel des ersten Abschnitts des Programms ist es, Ihre Angst und ihr Auftreten genau kennen zu lernen, um dann ein darauf abgestimmtes Behandlungsprogramm durchzuführen. Dafür betrachten Sie zunächst das Erscheinungsbild und die Häufigkeit Ihrer Ängste.

Übung

Im Kapitel 1.3 auf Seite 18 hatten wir Ihnen die drei Komponenten der Angst (Körper, Gedanken, Verhalten) vorgestellt, die in unterschiedlich starkem Ausmaß in Angstsituationen eine Rolle spielen.

In der folgenden Übung sollen Sie herausfinden, wie sich die Angst bei Ihnen persönlich ausdrückt. Denken Sie dazu an die letzte Situation zurück, in der Sie Angst empfunden haben. Vergegenwärtigen Sie sich so genau wie möglich alle körperlichen Empfindungen, Ihre Wahrnehmungen und Gedanken und wie Sie darauf reagiert haben. Nutzen Sie dazu das Arbeitsblatt 1, das Sie auf Seite 118 finden.

Versuchen Sie dazu, sich so gut wie möglich in eine konkrete Angstsituation hineinzuversetzen und gehen Sie dann nacheinander die verschiedenen Ebenen durch:
1. *Körper:* Was haben Sie in Ihrem Körper gespürt? Hat sich Ihr Körperempfinden während oder schon beim Nahen der Situation verändert? Haben Sie am Ende der Situation ein Nachlassen von Anspannung bemerkt?
2. *Gedanken/Gefühle:* Welche Gedanken standen im Vordergrund, welche sind eventuell im Hintergrund mitgelaufen? Haben Sie Erwartungen an diese Situation gehabt, die eventuell Ihre Gedanken und Gefühle beeinflusst haben, z. B. Angst, das etwas schief gehen oder peinlich werden könnte?
3. *Verhalten:* Was haben Sie in der Situation getan? Wie waren Ihre Körperhaltung, Ihr Gesichtsausdruck, Ihre Gesten? Haben Sie sich bewusst oder unbewusst von etwas Angst machendem abgewandt?

Sie können diese Übung auch für andere Situationen wiederholen, insbesondere dann, wenn Sie den Eindruck haben, dass die Situation, die Sie in der Übung herangezogen haben, nicht typisch war. Ein Vergleich mehrerer Situationen erlaubt Ihnen auch, Gemeinsamkeiten und Unterschiede in Ihren Reaktionsweisen zu erkennen.

Um Veränderungen während des Programms besser entdecken zu können, sollten Sie zusätzlich die Beeinträchtigung durch die Angst regelmäßig beurteilen. Nutzen Sie dazu den kurzen Beurteilungsbogen (vgl. Abbildung 5).

Beurteilungsbogen

Datum: _____

Beurteilen Sie Ihren Zustand mit einer Zahl von 0 bis 10, wobei 0 „gar nicht" und 10 „sehr stark" bedeutet.

Wie stark litten Sie in den letzten Tagen	**Meine Beurteilung:**
– unter körperlichen Angstbeschwerden (z. B. Herzklopfen, Zittern, Schwitzen)	_____
– unter Gedanken und Gefühlen, die mit Ihrer Angstproblematik zusammenhängen	_____
– unter Vermeidungsverhalten, d. h. wie oft sind Sie bestimmten Situationen aus Angst aus dem Weg gegangen?	_____

Abbildung 5: Beurteilungsbogen

Wiederholen Sie diese Beurteilung während des Programms regelmäßig (eine Kopiervorlage des Bogens finden Sie als Arbeitsblatt 2 im Anhang des Buches auf Seite 120). Setzen Sie sich einen festen Termin, an dem Sie Ihre Angstbeschwerden beurteilen, z. B. alle vier Wochen oder immer am ersten Tag eines Monats. Wenn Sie intensive Übungsphasen absolvieren, ziehen Sie die Beurteilung z. B. am Anfang und am Ende eines mehrtägigen Übungsblocks heran. Dies erlaubt Ihnen zum einen, Ihre Fortschritte deutlich zu sehen, in dem Sie die aktuellen Werte mit vorangegangenen Beurteilungen vergleichen. Zum anderen werden Sie durch die Vergleiche auch auf einen möglichen Stillstand oder gar Rückschritte aufmerksam gemacht: Dies könnte bedeuten, dass Sie Ihre Übungen intensivieren müssen, um weitere Fortschritte zu erzielen. Vor allem wenn Sie durch Ihre Übungen schon einiges erreicht haben, besteht die Gefahr, sich auf „Ihren Lorbeeren auszuruhen" und nicht zu merken, dass sich alte Denk- und Verhaltensmuster wieder einschleichen. Die regelmäßige Beurteilung kann Ihnen dabei helfen, dies frühzeitig zu entdecken.

Die Beurteilung mit Hilfe des Bogens ist allerdings eine relativ grobe Sichtweise, die es noch nicht erlaubt, Besonderheiten innerhalb eines Tages zu entdecken. Dies kann mit dem im Folgenden dargestellten Therapiekalender erreicht werden.

Vor allem in der Anfangsphase Ihrer Übungen gegen die Angst sollten Sie einen ausführlichen *Therapiekalender* führen. Dies ist eine Art „Angsttagebuch". Sie schreiben darin täglich auf, ob, wann und wie stark Sie unter Ihren Angstproblemen gelitten haben, wie stark Ihre körperlichen Angstgefühle waren, welche Gedanken und Gefühle dabei auftraten und wie Sie sich verhalten haben, also was Sie an diesem Tag getan und was Sie vermieden haben. Ein Muster des Therapiekalenders, das Sie auch als Kopiervorlage nutzen können, finden Sie als Arbeitsblatt 3 im Anhang dieses Buches (vgl. Seite 122).

Warum ein Therapiekalender?

Das tägliche Führen des Therapiekalenders dient zunächst dazu, Ihre Angst besser kennen zu lernen. Sie können herausfinden, in welchen Situationen die Probleme besonders schwerwiegend sind und welche Situationen noch gut oder einigermaßen gut bewältigt werden. Auch wenn es regelmäßig „gute" und „schlechte" Tage gibt, können Sie dies mit Hilfe des regelmäßig geführten Kalenders besser erkennen und sich darauf einstellen, bzw. Ihre Übungen dementsprechend planen. Sie können damit besser erkennen, wie Sie Ihre Angstprobleme selbst beeinflussen können.

Darüber hinaus können Sie Veränderungen und Fortschritte im Verlauf der Durchführung des Programms besser erkennen. Wenn Sie in schwierigen Zeiten daran zweifeln, ob Sie es je schaffen werden die Soziale Phobie zu bewältigen, hilft es, Ihre Aufzeichnungen nochmals durchzublättern und sich die erreichten Veränderungen vor Augen zu führen. Dies gibt oft wieder Mut und die Kraft, weiter zu machen. Nicht zuletzt dient der Therapiekalender auch dazu, Probleme und Veränderungen zu notieren, die Sie mit Ihrem Arzt, Psychotherapeuten oder in einer Selbsthilfegruppe besprechen wollen.

Wie führe ich den Therapiekalender?

Es ist am Anfang oft nicht einfach, sich anzugewöhnen, einmal am Tag eine kleine Ruhepause einzulegen und sich mit dem Therapiekalender zu beschäftigen. Wir empfehlen dafür den Abend, wenn der Tag abgeschlossen ist und Sie für einige Momente ungestört sein können. Aber grundsätzlich ist es nur wichtig, dass Sie sich auf einen bestimmten Zeitpunkt festlegen. Jede Information und Beobachtung, an die Sie sich erinnern können, ist gut und wichtig. Genauso wichtig ist es einzuschätzen, wie Ihre Befindlichkeit an dem jeweiligen Tag war und in welcher Situation oder unter welchen Umständen die Angst am schlimmsten auftrat.

Natürlich ist niemand perfekt! Auch Sie werden es manchmal vergessen, den Therapiekalender auszufüllen. Wenn dies passiert, tragen Sie gleich am nächsten Tag Ihre Aufzeichnungen nach. Vergessen Sie allerdings häufiger Ihre Eintragungen, sollten Sie überlegen, sich zusätzliche Merkhilfen einzubauen oder eine andere Zeit am Tag fest einzuplanen, in der Sie sich Ihrem Therapiekalender widmen.

Das folgende Beispiel soll Ihnen verdeutlichen, wie der Therapiekalender auszufüllen ist:

Beispiel: Katharina P.

„Am Montag arbeitete ich wie gewöhnlich im Büro. Mit einer Ausnahme hatte es eigentlich keine besonders schwierige Situation gegeben. Wie immer versuchte ich, Arbeitskollegen aus dem Weg zu gehen und möglichst alles telefonisch zu erledigen.

Es geschah, als ich am Nachmittag in der Bäckerei meine Einkäufe machte. Ich hatte mir vorgenommen, Brot und einige Brötchen für den Abend zu besorgen. Ich freute mich, als ich beim Betreten des Geschäfts sah, dass keine weiteren Kunden anstanden. Als ich gerade der Verkäuferin meine Wünsche mitteilen wollten, betraten zwei weitere Kundinnen den Laden. Ich fühlte gleich beim Ton der Türglocke Angst und Anspannung in mir aufsteigen und dachte sofort: „O Gott, hoffentlich werde ich nicht rot, hoffentlich sieht das keiner!" Ich war so durcheinander, dass ich nur die Brötchen kaufte, aber das Brot vor Aufregung vergaß. Danach fühlte ich mich schlecht und grübelte nur noch darüber nach, warum ich nicht einmal so etwas Einfaches schaffe."

Wenn Sie das folgende Beispiel betrachten, sehen Sie, dass Katharina P. an diesem Tag (Montag, 06. 03.)
– ihre Angstgedanken und -gefühle als „mittelstark",
– ihre körperliche Angst als „stark",
– ihre Vermeidung aber als „sehr stark" eingeschätzt hat.

Therapiekalender Katharina P.:

Datum	Wie stark waren Ihre gedankliche Angst/Ihre Angst-gefühle?	Wie stark war Ihre körperliche Angst?	Wie stark war Ihre Vermeidung?	Besonderheiten
Sa, 4.3.	2	2	1	Problem nur morgens beim Einkaufen
So, 5.3.	1	1	1	viel zu Hause und gelesen – guter Sonntag
Mo, 6.3.	2	3	4	Einkauf in Bäckerei

Versuchen Sie jetzt selbst, sich an eine schwierige soziale Angstsituation aus den letzten Tagen zu erinnern und eine Übungsspalte auszufüllen. Am Anfang ist es oft schwierig, gute Stichworte zu finden, um die Situation, die Vermeidung und andere Probleme zu beschreiben. Beispiele für Situationsstichworte finden Sie bei den Eintragungen Tag 1 bis 3 im obigen Beispiel. Aber Sie werden sehen, dass es Ihnen nach wenigen Tagen immer leichter fällt, passende Eintragungen für Sie zu finden.

Schreiben Sie anfangs täglich eine für Sie besonders bedeutsame oder einschneidende Situation auf. Es können aber auch besonders belastende Gedanken sein, die Sie notieren – dann ist es zusätzlich wichtig zu notieren, wann und in welcher Situation diese auftraten.

Mit Hilfe dieser Methode werden Sie bald in der Lage sein, genauer zu unterscheiden, was sich während sozialer Angstsituationen in Ihrem Körper abspielt, was Sie denken und fühlen und wie Sie sich verhalten. Wenn Sie Ihre ersten Erfahrungen im Führen des Therapiekalenders gesammelt haben, können Sie in regelmäßigen Abständen Ihre Eintragungen anschauen und versuchen herauszufinden,
– ob sich etwas an Ihren Angstbeschwerden – körperlichen wie gedanklichen – verändert hat,
– ob es noch andere Situationen gab, die Ihnen unangenehm sind,
– unter welchen Umständen (z. B. Tageszeit, Stimmung, Tätigkeit, Anwesenheit von welchen Personen) Ihre Ängste stärker oder weniger stark sind,
– welche Situationen besonders starke Angstprobleme auslösen.

Als letzte Übung innerhalb des ersten Schrittes „Angst kennenlernen" soll eine Liste schwieriger und weniger schwieriger Situationen erstellt werden. Um Ihnen dies zu erleichtern, finden Sie im folgenden Kasten einige Beispiele für Situationen, die mehr oder weniger starke Angst auslösen können.

Beispiele: Angst auslösende Situationen

- in der Öffentlichkeit essen/trinken/telefonieren
- vor Publikum auftreten oder sprechen
- mit einer Autoritätsperson sprechen
- zu einem Fest/einer Party gehen
- gekaufte Waren in einem Geschäft umtauschen
- mit jemanden sprechen/telefonieren, den man kaum kennt
- Benutzen einer öffentlichen Toilette
- im Mittelpunkt der Aufmerksamkeit stehen
- an einem Test teilnehmen
- seine fehlende Zustimmung oder Anerkennung gegenüber jemanden, den man kaum kennt, äußern
- einen vollen Raum betreten
- Smalltalk führen

Tragen Sie nun im Arbeitsblatt 4 „Persönliche Angstsituationen" (vgl. Seite 124) zunächst die für Sie persönlich schwierigsten sozialen Situationen ein – möglichst mit der schlimmsten beginnend – und dann im unteren Teil weitere leichter zu bewältigende Problemsituationen. Anschließend beurteilen Sie jede Situation noch einmal daraufhin, wie viel Angst sie auslöst. 0 bedeutet dabei „gar keine Angst" und 10 „extrem starke Angst". Wählen Sie vor allem Situationen aus, die in Ihrer konkreten Lebenssituation besonders wichtig erscheinen und die für Sie persönlich relevant sind. So wäre der Eintrag „Rede vor dem vollbesetzten Bundestag halten" weniger geeignet (wenn Sie nicht gerade Bundestagsabgeordneter sind), auch wenn diese Vorstellung bei Ihnen starke Angst auslöst. Besser sind Beispiele, die in Ihrem Alltag auch tatsächlich auftreten bzw. die vorkommen würden, wenn Sie sie nicht vermeiden würden.

Es ist wichtig, die Situation möglichst genau und detailliert in Stichworten zu beschreiben. Der Eintrag „Einkaufen" ist zum Beispiel nicht hilfreich – besser wäre: „Um 8:00 Uhr, wenn viele Leute anstehen, Brot beim Bäcker an der Ladentheke einkaufen", denn es könnte ja sein, dass unterschiedliche Arten von Einkaufen auch unterschiedlich viel Angst auslösen. Ein Einkauf, bei dem Sie persönlich vor anderen Kunden Ihre Wünsche äußern müssen, kann z. B. stärkere Angst auslösen, als sich in einem großen Supermarkt selbst im Regal zu bedienen.

Diese Übung soll dazu beitragen, dass Sie sich ein strukturiertes Bild darüber verschaffen, in welchen Lebensbereichen die soziale Angst Sie beeinflusst und wo besonders Angst auslösende Situationen auftreten. Im dritten Schritt des Programms („Verhalten ändern") werden Sie auch direkt auf Ihre Liste zurückgreifen.

Abschnitt U: Unruhe lindern

Wie wir im ersten Teil dargestellt haben, wird die Angst sowohl von situativen als auch von allgemeinen Anteilen beeinflusst (siehe Abbildung 3, Seite 22). Situative Anteile könnten z. B. die Art der Situation sein, die auf Sie zukommt, oder Ihre Tagesform, z. B. wenn Sie unausgeschlafen und erkältet sind. Allgemeine Anteile sind z. B. die Grundanspannung, in der Sie sich befinden oder die sogenannte Angstbereitschaft.

Möglicherweise waren Sie auch schon vor Beginn Ihrer sozialen Ängste ein Mensch, der angespannter war und leichter nervös wurde als andere. Denkbar ist allerdings auch, dass sich durch die wiederholten Angsterlebnisse, die Enttäuschung darüber und die Einschränkungen und Folgeprobleme, die damit verbunden sind, Ihre Grundanspannung heraufgesetzt hat. Natürlich ist auch möglich, dass beide Prozesse eine Rolle spielen. Es ist daher für viele Betroffene hilfreich, ein Entspannungsverfahren zu erlernen, mit dem sie gezielt ihre Anspannung wahrnehmen und sie verändern lernen.

Wir stellen Ihnen daher im Folgenden ein Verfahren vor, mit dem Sie lernen können, sich bewusst zu entspannen. Damit können Sie auf Ihre allgemeine Anspannung Einfluss nehmen und etwas für Ihr generelles Wohlbefinden tun. Außerdem können Entspannungsübungen genutzt werden, um die Erwartungsangst vor Übungen und schwierigen Situationen positiv zu beeinflussen. Diese Möglichkeit setzt allerdings in besonderem Maße eine gute Beherrschung der Entspannungstechnik voraus.

Sicherlich haben Sie schon beobachtet, wie sich Ihre Muskeln anspannen, wenn Sie nervös oder ängstlich sind. Wenn Sie keine Angst haben oder sich ausgeglichen fühlen, sind Ihre Muskeln dagegen entspannt. Durch gezieltes Anspannen und Lockerlassen einzelner Muskelgruppen können Sie lernen, den Unterschied zwischen angespannten und entspannten Körperpartien bewusst zu erkennen. Mit Hilfe der folgenden Übungen – entwickelt in Anlehnung an die Progressive Muskelrelaxation nach Jacobson – können Sie also lernen, Ihren Körper bewusster wahrzunehmen. Dabei kommt es zunächst nicht darauf an, „entspannter" zu werden, sondern nur durch die Übungen seinen Körper und die Muskeln besser kennen zu lernen.

Der entscheidende Vorteil dieser Methode im Vergleich zu vielen anderen Entspannungsverfahren ist, dass sie sehr leicht erlernbar und praktisch überall einsetzbar ist. Denn nur wenn Sie Ihr Entspannungsverfahren gut beherr-

schen, können Sie es auch im Alltag, wenn Sie sich angespannt fühlen, wenn eine schwierige Situation
bevorsteht oder wenn Angstgedanken Sie un-
ruhig machen, effektiv einsetzen.

Voraussetzung dafür ist regelmäßiges
Üben! Vor allem in der ersten Phase, in
der Sie das Verfahren erlernen, bis es fast
automatisch abläuft, sollten Sie täglich
üben – am besten zweimal. Wir empfehlen
Ihnen, einmal am Tag eine kurze Übung von
ca. fünf Minuten und einmal die vollständige
Übung durchzuführen. Die Kurzübung, die dem letzten Teil der vollständi-
gen Übung entspricht (siehe Seite 68 unten) können Sie praktisch in jeder
Situation einsetzen, die längere erfordert einen ungestörten Zeitraum von
etwa 30 Minuten.

Um Ihre Übungen und die damit erzielten Veränderungen zu verfolgen, ist
es hilfreich, Ihre Anspannung vor und nach jeder Übung in einem Protokollbogen einzutragen. Damit können Sie feststellen, ob sich durch die regel-
mässigen Übungen Veränderungen bei Ihrer allgemeinen Anspannung ergeben. Außerdem bekommen Sie einen guten Überblick darüber, wie stark die
Veränderungen in Ihrer Anspannung sind, die Sie durch regelmäßiges Üben
erzielen können. Einen Protokollbogen zur Begleitung Ihrer Entspannungsübungen finden Sie auf Seite 126 (Arbeitsblatt 5). Darin können Sie neben
der Anspannung vor und nach Ihrer Übung auch die Situation, in der Sie sich
befinden (z. B. „abends, anstrengender Tag") sowie weitere Besonderheiten
eintragen (z. B. „Störung während der Übung"). In der Zeile „Wie gut entspannt?" können Sie vermerken, wie gut es Ihnen Ihrem Empfinden nach gelungen ist, die Entspannungsanleitung in der Übung umzusetzen.

Regelmäßiges Üben ist wichtiger als häufiges Üben!

Es ist besser, täglich mindestens einmal die kurze Übung zu absolvieren, als
einmal wöchentlich zwei Stunden lang zu üben. Vielleicht tragen Sie sich
Ihre persönlichen Übungszeiten in Ihren Therapiekalender ein, dann vergessen Sie die Übungen nicht so leicht? Ein geeigneter Zeitpunkt für die längere
Übung könnte die Zeit vor dem Schlafengehen sein. Sie werden merken,
dass das tägliche Üben eine deutliche Verbesserung des allgemeinen Wohl-

befindens mit sich bringt. Im Folgenden finden Sie eine Reihe von Merk-
sätzen mit allgemeinen Anleitungen zur Durchführung der Entspannungsübungen.

Anleitung zur Durchführung der Entspannungsübungen

1. Üben Sie täglich:
Am besten einmal die Kurz- und einmal die Langform der Übung.

2. Nehmen Sie sich Zeit für die Übungen:
Die Kurzübung dauert ca. 5 Minuten, die Langform ca. 30 Minuten.
Immer zur gleichen Tageszeit üben!

**3. Suchen Sie sich einen ungestörten Übungsplatz. Sorgen Sie dafür,
nicht gestört zu werden:**
Sorgen Sie dafür, dass Sie nicht durch ein Telefon gestört werden und
hängen Sie ein Schild „Bitte nicht stören!" vor die Tür. Der beste Platz
zum Üben ist ein bequemer Stuhl – am besten an einem Tisch –, auf dem
Sie gerade sitzen können, so dass Ihre Füße fest auf dem Boden stehen.
Die Hände können Sie leicht angewinkelt auf die Oberschenkel legen.
Lehnstühle sind dann geeignet, wenn die Armlehne ein lockeres Auflegen
der Arme und Hände ermöglicht. Üben Sie möglichst immer am gleichen
Platz und anfangs nicht im Liegen!

4. Lassen Sie die Augen möglichst offen:
Für die Entspannung ist es wichtig, dass Sie die Anleitung laut lesen und
dabei die Übungen durchführen. Sie sollen die Übungen ganz bewusst und
wach durchführen – nur so lernen Sie das Verfahren! Wenn Sie mit den
Übungen so vertraut sind, dass Sie die Anleitung nicht mehr lesen müssen, können Sie die Augen ruhig zufallen lassen.

**5. Spüren Sie wach und bewusst den Empfindungen Ihrer Muskula-
tur nach:**
Das Grundprinzip ist, eine genau beschriebene Muskelgruppe fest anzuspannen, und einige Sekunden diese Anspannung zu empfinden. Dann lassen Sie plötzlich wieder locker und achten einige Sekunden auf die veränderte Entspannung. Durch die wiederholten Wechsel von Anspannung
und Entspannung lernen Sie allmählich, den Anspannungsgrad Ihrer Muskeln bewusst zu kontrollieren.

6. Lassen Sie sich Zeit, um den Unterschied zwischen angespannten und entspannten Muskeln wahrzunehmen:
Die Anleitung ist so geschrieben, dass Sie beim lauten Lesen automatisch den Wechsel zwischen Anspannung und Entspannung als Rhythmus erleben. Sie können jedoch das Tempo der Übungen Ihren eigenen Vorlieben anpassen. Finden Sie heraus, bei welchem Tempo Sie sich am besten entspannen können! Wichtig ist nur, dass Sie sich immer genug Zeit für die Wahrnehmung Ihrer Muskelempfindungen lassen.

7. Beenden der Übung:
Atmen Sie am Ende der Übung einige Male tief durch, und strecken Sie noch einmal Ihre Arme und Beine, ehe Sie wieder aufstehen.

Haben Sie bereits früher ein Entspannungsverfahren erlernt?

Sie müssen nicht unbedingt das ab Seite 63 geschilderte Entspannungs-verfahren nutzen, um Ihre Anspannung positiv zu beeinflussen. Auch wenn Sie andere Techniken, wie z. B. das Autogene Training oder ein eher aus der Meditation stammendes Verfahren beherrschen, können Sie diese nutzen. Wichtig ist allerdings, dass Sie die Technik auch wirklich beherrschen, d. h. dass Sie sich mit dieser Technik unabhängig von Ort und Zeit gut entspannen können. Methoden, die z. B. an eine bestimmte Musik oder an eine spezielle Umgebung gebunden sind, sind daher nicht gut geeignet. Auch wenn Sie begonnen haben, ein Verfahren zu erlernen, aber keinen Fortschritt in Ihrer Fähigkeit sich zu entspannen bemerkt haben, sollten Sie weiter daran arbeiten. Sie sollten dann entweder im ursprünglichen Verfahren die Übungen so lange aufnehmen, bis Sie sich damit gezielt und gut entspannen können oder mit dem hier vorgestellten Verfahren beginnen.

Im Folgenden finden Sie die Anleitung für Ihre Entspannungsübungen. Sie sind in der Ich-Form formuliert, z. B. „Ich balle meine rechte Hand zur Faust …". Dies soll Ihnen dabei helfen, die Anleitung als eigene Gedanken zu empfinden. Die Punkte zwischen den Sätzen fordern Sie auf, einen Moment innezuhalten und sich auf die Empfindungen zu konzentrieren.

Zu Beginn der Übung setzen Sie sich zunächst so bequem wie möglich auf einen Stuhl. Legen Sie die Übungsanleitung vor sich hin, so dass Sie ohne große Anstrengung und Körperveränderung den Text ablesen können. Ihre Beine stehen fest auf dem Boden, der Rücken ist angelehnt (auf dem Stuhl ganz nach hinten rutschen!) und der Oberkörper gerade. Der Kopf ist aufrecht – so als ob Ihnen jemand gegenüber sitzt, den Sie offen anschauen. Die Arme hängen locker von den Schultern herunter.

Versuchen Sie zunächst eine angenehme Position für Ihre Hände zu finden. Sollte Ihr Stuhl keine Armlehne haben, legen Sie die Hände leicht angewinkelt und locker – ohne Ihre Schultern anzuspannen – auf die Oberschenkel. Wenn Sie eine Armlehne haben, legen Sie die Hände locker auf die Armlehne. Verändern Sie Ihre Haltung so lange, bis Sie so bequem wie möglich sitzen.

Sie sollten die Augen nicht schließen – es ist besser, sich einen Punkt im Raum zu suchen (einen Fleck auf der Wand, den Ausschnitt eines Bildes oder ähnliches), der ca. 3 bis 5 Meter entfernt ist und den Sie im Blick behalten können. Wenn die Augen allerdings während der Übung müde werden, können Sie sie später zufallen lassen. Beginnen Sie nun mit der ersten Übung, indem Sie die Aufmerksamkeit auf Ihre rechte Hand richten:

Entspannungsübung (nach Schuster und Wittchen[1]):

Hand- und Armmuskulatur

Ich balle die rechte Hand zur Faust ... Ich achte auf die Spannung in den Fingern, der Faust, dem Handrücken und im Unterarm ... Ich halte die Spannung, beobachte die Anspannungsempfindungen ... Nun lasse ich die rechte Hand wieder locker, ganz locker ... Ich achte auf die veränderten Empfindungen in den Fingern, der Hand, dem Handrücken und im Unterarm ...

Ich wiederhole die Übung:
Ich balle meine rechte Hand zur Faust ... Ich achte auf die Spannung in den Fingern, der Faust, dem Handrücken und im Unterarm ... Ich halte die Spannung, beobachte die Anspannungsempfindungen ... Nun lasse ich die rechte Hand wieder locker, ganz locker ... Ich achte auf die veränderten Empfindungen in den Fingern, der Hand, dem Handrücken, im Unterarm ... Ich achte auf den Übergang von Anspannung und Entspannung ...

[1] Eine leicht gekürzte Version dieser Anleitung ist auch als Kassette oder CD erhältlich (siehe Seite 116).

Ich lasse nun meine Aufmerksamkeit zur linken Hand wandern:
Ich balle die linke Hand zur Faust ... Ich achte auf die Spannung in den Fingern, der Faust, dem Handrücken und im Unterarm ... Ich halte die Spannung, beobachte die Anspannungsempfindungen ... Nun lasse ich die linke Hand wieder locker, ganz locker ... Ich achte auf die veränderten Empfindungen in den Fingern, der Hand, dem Handrücken, im Unterarm ...

Ich wiederhole die Übung:
Ich balle meine linke Hand zur Faust ... Ich achte auf die Spannung in den Fingern, der Faust, dem Handrücken und im Unterarm. Ich halte die Spannung, beobachte die Anspannungsempfindungen ... Nun lasse ich die linke Hand wieder locker, ganz locker ... Ich achte auf die veränderten Empfindungen in den Fingern, der Hand, dem Handrücken und im Unterarm ... Ich achte auf den Übergang von Anspannung und Entspannung ...

Ich lasse nun meine Aufmerksamkeit den Arm hinaufwandern zum Oberarm und zu den Schultern ... Ich lege beide Oberarme an den Körper, die Ellenbogen sind angewinkelt, der Oberarm (Bizeps)muskel ist angespannt ... Ich halte und beobachte die Spannung in den Oberarmen ... Ich lasse die Arme wieder locker herabsinken und entspanne so den Oberarmmuskel ... Ich beobachte alle Empfindungen der entspannten Muskulatur in den Armen ...

Ich wiederhole:
Ich lege beide Oberarme an den Körper, die Ellenbogen sind angewinkelt, der Oberarm (Bizeps)muskel ist angespannt ... Ich halte und beobachte die Spannung in den Oberarmen ... Ich lasse die Arme wieder locker herabsinken und entspanne so den Oberarmmuskel ... Ich beobachte alle Empfindungen der entspannten Muskulatur in den Armen ...

Ich strecke nun beide Arme in Schulterhöhe nach vorne aus und drehe dabei die Unterseite der Arme nach oben ... Ich spüre, wie sich die Anspannungsempfindungen auf der Unterseite der Arme immer mehr verstärken ... Ich entspanne nun, indem ich die Arme wieder ruhig in die Ausgangsstellung zurücksinken lasse ... Ich beobachte die Entspannungsempfindungen im ganzen Arm von den Oberarmen bis in die Finger ...

Ich wiederhole:
Ich strecke beide Arme in Schulterhöhe nach vorne aus und drehe dabei die Unterseite der Arme nach oben ... Ich spüre, wie sich die Anspannungsempfindungen auf der Unterseite der Arme immer mehr verstärken ...

Ich entspanne nun, indem ich die Arme wieder ruhig in die Ausgangsstellung zurücksinken lasse ... Ich beobachte die Entspannungsempfindungen im ganzen Arm von den Oberarmen bis in die Finger.

Schulter und Kopf

Von den Oberarmen wandert die Aufmerksamkeit zu den Schultern ... Ich ziehe die Schultern hoch ... fast bis zu den Ohren ... und achte auf die unangenehme Spannung, die dabei entsteht ... Ich lasse die Schultern wieder locker herabsinken ... Ich achte jetzt nur auf das Nachlassen der Spannung und auf die Empfindungen, die beim Entspannen der Muskulatur wahrzunehmen sind ...

Ich wiederhole:
Ich ziehe die Schultern hoch ... fast bis zu den Ohren ... und achte auf die unangenehme Spannung, die dabei entsteht ... Ich lasse die Schultern wieder locker herabsinken und achte jetzt nur das Nachlassen der Spannung und auf die Empfindungen, die beim Entspannen der Muskulatur wahrzunehmen sind ...

Die Aufmerksamkeit wandert von den Schultern zum Hinterkopf ... über die Kopfdecke zur Stirn. Ich ziehe die Augenbrauen fest zusammen, so dass auf der Stirn zwischen den Augen Querfalten entstehen ... Ich halte und empfinde bewusst die Anspannung ... Ich entspanne die Stirn wieder ... lasse die Stirn glatt werden und beobachte die Entspannungsempfindungen ...

Ich wiederhole:
Ich ziehe die Augenbrauen fest zusammen, so dass auf der Stirn zwischen den Augen Querfalten entstehen ... Ich halte und empfinde bewusst die Anspannung ... Ich entspanne die Stirn wieder ... lasse die Stirn glatt werden und beobachte die Entspannungsempfindungen bis in die Schläfenpartie hinein ...

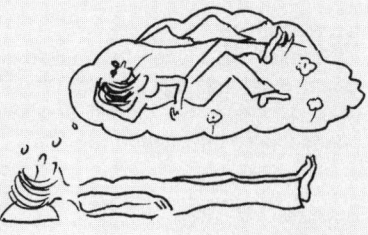

Nun ziehe ich die Augenbrauen nach oben, so dass Querfalten auf der Stirn entstehen ... Ich halte und beobachte die Anspannungsempfindungen ... Ich entspanne die Stirn, so dass diese glatt wird und sich die Entspannung der Muskulatur bis in die Kopfdecke hinein ausbreiten kann ...

Ich wiederhole:
Ich ziehe die Augenbrauen nach oben, so dass Querfalten auf der Stirn entstehen ... Ich halte und beobachte die Anspannungsempfindungen ... Ich entspanne die Stirn, so dass diese glatt wird und sich die Entspannung der Muskulatur bis in die Kopfdecke hinein ausbreiten kann ...

Nun presse ich die Augenlider ganz fest zusammen ... Ich halte die Anspannung der Augenmuskulatur ... Ich nehme die unangenehme Spannung in den Augen, den Augenlidern und der Stirn genau wahr ... Ich entspanne die Augenlider, indem ich langsam den Druck von den Lidern nehme, bis die Augen in einem leicht geschlossenen Ruhezustand stehen bleiben ... Ich beobachte dabei die Empfindungen der entspannten Muskulatur ...

Ich wiederhole:
Ich presse die Augenlider ganz fest zusammen ... Ich halte die Anspannung der Augenmuskulatur ... Ich nehme die unangenehme Spannung in den Augen, den Augenlidern und der Stirn genau wahr ... Ich entspanne die Augenlider, indem ich langsam den Druck von den Lidern nehme, bis die Augen in einem leicht geschlossenen Ruhezustand stehen bleiben ...

Die Aufmerksamkeit wandert jetzt zur Nase und zu den Nasenflügeln ... Ich spanne die Nasenmuskulatur an, indem ich so stark wie möglich die Nase rümpfe, und halte die unangenehme Spannung ... Ich entspanne die Nase und beobachte einen Moment, wie die Luft beim Aus- und Einatmen an den Nasenflügeln vorbeiströmt ...

Nun presse ich die Lippen fest aufeinander ... Ich halte und beobachte die Spannung der Lippen und der Wangenpartie ... Ich entspanne wieder und lasse die Lippen ganz locker und leicht geöffnet ... Ich beobachte die Entspannungsempfindungen ...

Ich wiederhole:
Ich presse die Lippen fest aufeinander ... Ich halte und beobachte die Spannung der Lippen und der Wangenpartie ... Ich entspanne wieder und lasse die Lippen ganz locker und leicht geöffnet ... Ich beobachte die Entspannungsempfindungen ...

Kopf-Hals-Nacken

Die Aufmerksamkeit wandert weiter zum Hals- und Nackenbereich:
Ich lasse meinen Kopf langsam nach hinten in den Nacken fallen ... Ich spüre die unangenehme Anspannung im Hals- und Nackenbereich ... Ich ent-

spanne, indem ich mit dem Kopf wieder in eine aufrechte ruhige Mittelstellung zurückkomme ... und ihn langsam, kaum merklich auspendle ...
Ich achte darauf, dass meine Schultern, Arme und Hände ruhig und schwer
nach unten fallen ...

Ich wiederhole diese Übung:
Ich lasse meinen Kopf langsam nach hinten in den Nacken fallen ... Ich
spüre die unangenehme Anspannung im Hals- und Nackenbereich ... Ich
entspanne, indem ich mit dem Kopf wieder in eine aufrechte ruhige Mittelstellung zurückkomme ... und ihn langsam, kaum merklich auspendle ...
Ich achte darauf, dass meine Schultern, Arme und Hände ruhig und schwer
nach unten fallen ...

Nun lasse ich den Kopf nach vorn fallen, so dass das Kinn gegen die Brust
drückt ... Ich halte und beobachte wieder die eintretende Spannung im
Hals und im Nacken ... Ich hebe den Kopf wieder und beobachte das Nachlassen und die Veränderung der Anspannung ...

Ich wiederhole:
Ich lasse den Kopf nach vorn fallen, so dass das Kinn gegen die Brust
drückt ... Ich halte und beobachte wieder die eintretende Spannung im
Hals und im Nacken ... Ich hebe den Kopf wieder und beobachte das Nachlassen und die Veränderung der Anspannung ... Ich pendle mit ganz leichten Bewegungen ... kaum merklich und sichtbar ... den Kopf in einer ruhigen Mittelstellung aus ... ein wenig nach vorne ... und zurück ... nach
hinten ... und zurück ... zur linken ... dann zur rechten Seite ... und zurück ... Ich beobachte wieder alle Empfindungen der Hals- und Nacken-
muskulatur ...

Brust-Bauch-Atmung

Die Aufmerksamkeit wandert nun hinunter zur Brust und zum Bauch ...
Ich drücke beim Einatmen den Bauch nach außen ... halte dabei die Luft
an ... spüre die Spannung im Brust- und Bauchbereich ... Ich entspanne
wieder beim Ausatmen durch den geöffneten Mund ... Ich achte auf den
Übergang von Anspannung und Entspannung ...

Ich wiederhole:
Ich drücke beim Einatmen den Bauch nach außen ... halte dabei die Luft
an ... spüre die Spannung im Brust- und Bauchbereich ... Ich entspanne
wieder beim Ausatmen durch den geöffneten Mund ... Ich achte auf den
Übergang von Anspannung und Entspannung ...

Nun spanne ich die Bauchmuskeln an, indem ich den Bauch stark einziehe … Ich halte und beobachte die Anspannungsempfindungen im Brust- und Bauchbereich … Ich entspanne bei geöffnetem Mund, lasse den Brust- und Bauchbereich wieder locker …

Ich achte jetzt auf die Atmung und atme bei leicht geöffnetem Mund ruhig, aber hörbar ein und aus. Ich beobachte, wie sich beim Einatmen der Brust- und Bauchbereich jedes Mal leicht anspannt … und beim Ausatmen entspannt … Einatmen = Anspannung, Ausatmen = Entspannen.

Sitzmuskulatur – Beine – Füße und Zehen

Die Aufmerksamkeit wandert jetzt über den Rücken zur Sitzmuskulatur … Ich spüre, wie ich mit dem ganzen Gewicht meines Körpers auf dem Stuhl ruhe … Ich spüre meinen Rücken an der Rückenlehne … Ich spüre wieder mein ganzes Gewicht auf dem Stuhl …

Ich drücke jetzt die Fersen so fest wie möglich auf den Boden … die Zehen nach oben angespannt … Ich halte und beobachte die Anspannung in den Unter- und Oberschenkeln … Ich entspanne wieder Zehen und Beine … und beobachte die Entspannung in den Beinen und Füßen …

Nun drücke ich nochmals die Fersen so fest wie möglich auf den Boden … diesmal aber die Zehen nach unten angespannt … Ich halte und beobachte die veränderte Anspannung in den Unter- und Oberschenkeln … und entspanne wieder Zehen und Beine … Ich beobachte die Entspannung in den Beinen und Füßen … Ich spüre, wie die Füße nun ganz fest auf dem Boden aufliegen.

Abschließende „Reise durch den Körper"/Kurzübung

Bevor ich die Übung beende, wandere ich noch einmal aufmerksam, aber entspannt und ohne Muskelübungen, durch den ganzen Körper und versuche, alle Empfindungen wahrzunehmen. Wann immer ich Anspannungsempfindungen feststelle, versuche ich, diese zu reduzieren, ehe ich zur nächsten Region komme.

Ich beginne meine Reise durch den Körper wieder bei den Händen. Meine Aufmerksamkeit wandert von den Fingerspitzen über die Finger zum Handrücken … zur Handinnenfläche … von dort zu den Unterarmen … Über die Ellbogen geht es weiter zu den Oberarmen … hinauf zu den Schultern … von dort zum Hinterkopf und hinauf zur Kopfdecke … zur Stirn und zu den Augen … über die Nase zu den Lippen, Wangen und zum Kiefer … Der Mund ist leicht geöffnet … Ich spüre, wie die Luft durch Mund und Nase ein- und ausströmt …

> Die Aufmerksamkeit wandert zum Hals und Nacken … Ich lasse den Kopf unmerklich auspendeln, so dass kaum noch Anspannungsgefühle spürbar sind …
>
> Ich konzentriere mich jetzt auf Brust und Bauch … Ich spüre, wie sich beim Einatmen Brust und Bauch heben und leicht anspannen … und beim Ausatmen entspannen … Mein Körper befindet sich in einem fortwährenden Wechsel von An- und Entspannung …
>
> Es geht weiter zur Sitzmuskulatur, zu den Beinen und Füßen … Die Beine ruhen fest auf dem Boden … Ich ruhe mit dem ganzen Gewicht auf dem Stuhl … Ich spüre die Schwere meines Körpers …
>
> Bereiten Sie sich nun langsam auf das Ende der Übung vor.
>
> Atmen Sie einige Male tief durch.
>
> Spannen Sie die Hände langsam an, strecken Sie Arme und Beine und räkeln Sie sich.
>
> Wenn Sie die Augen geschlossen haben, öffnen Sie diese langsam.

Wie lange muss ich üben?

Ziel des regelmäßigen Übens ist es, die Entspannungsübungen auch ohne äußere Anleitung und an anderen Orten als bei Ihnen zu Hause durchführen zu können. Sie sollten daher darauf hinarbeiten, sich auch ohne die schriftliche Anleitung selbst entspannen zu können. Sie brauchen die Anleitung dafür nicht mit Gewalt auswendig zu lernen. Am besten ist es, wenn Sie so häufig üben, dass Ihnen die Reihenfolge der Übungen in Fleisch und Blut übergeht.

Anfangs wird es Ihnen schwer fallen, auch mit der Kurzversion denselben Grad an Entspannung zu erreichen wie mit der Langform. Dies muss auch nicht unbedingt erreicht werden. Sie sollten allerdings anstreben, die Gesamtzeit der Entspannung mit der Zeit zu verkürzen. Wenn Sie die Übungen sinnvoll in Ihrem Alltag einsetzen wollen, ist es oft wichtig, sich auch innerhalb weniger Minuten entspannen zu können. Die Langform können Sie weiterhin nutzen, wenn Sie einfach allgemein etwas für Ihr Wohlbefinden tun möchten.

Wenn Sie Ihr Entspannungsverfahren gut beherrschen, können Sie es bei drei Gelegenheiten einsetzen:
– bei Übungen in Angst auslösenden Situationen zur Reduktion der Erwartungsangst (hier ist die Kurzversion sinnvoll)
– während Ihres Alltags, wenn Sie bemerken, dass Sie angespannt sind, z. B. wegen Angst, aber auch bei Überlastung, Stress etc. (Kurzversion)
– wenn Sie ganz allgemein etwas für Ihr Wohlbefinden tun möchten, z. B. für einen angenehmen Tagesausklang oder weil Sie sich als Belohnung etwas Gutes tun möchten (Langversion)

Geben Sie nicht gleich auf, wenn Sie in den ersten Tagen und Wochen noch keine gravierenden Veränderungen in Ihrer Entspannungsfähigkeit beobachten – es kann eine Weile dauern, bis sich die Abläufe während der Entspannungsübungen so automatisiert haben, dass Sie tatsächlich eine Entlastung spüren. Bitte füllen Sie am Ende des Abschnitts U den Beurteilungsbogen (siehe Seite 120) aus.

Abschnitt S: Situationen bewältigen

Wenn Sie die Entspannungsübungen als festen Teil in Ihren Alltag aufgenommen haben – dies sollte nach etwa drei bis vier Wochen der Fall sein – können Sie mit dem nächsten Schritt in der Bewältigung der Angst beginnen: den Verhaltensänderungen.

Im Informationsteil des Buches haben wir Ihnen den Teufelskreis aus Angst und Vermeidung vorgestellt (siehe Seite 30). Daraus wird deutlich, warum die Vermeidung von Situationen so schädlich ist und dazu beiträgt, dass die Angst aufrechterhalten bleibt und sich meist sogar noch ausweitet:

– Wenn Sie Situationen vermeiden, können Sie nicht mehr die Erfahrung machen, wie die Situation tatsächlich abläuft. Die Meinung, dass z. B. ein Vortrag tatsächlich etwas ganz Schlimmes und Gefährliches ist, kann sich dadurch immer weiter verfestigen.
– Ihre Vorstellung wird von Schreckensbildern geprägt, in denen Sie sich ausmalen, was schlimmstenfalls in einer Situation passieren könnte, anstatt von tatsächlichen Erinnerungen.
– Durch die Vermeidung gehen Ihnen alle positiven Aspekte der nicht aufgesuchten Situationen verloren (z. B. können Sie Freundschaften schlechter aufrechterhalten; Sie werden möglicherweise beruflich benachteiligt, wenn Sie Weiterbildungsmaßnahmen immer wieder absagen, etc.).
– Durch zunehmende Vermeidung verlieren Sie die Übung im Umgang mit sozialen Situationen und werden dadurch weiter unsicher.
– Auf Dauer wird Ihr Selbstwertgefühl darunter leiden, dass Sie Situationen, die für andere Menschen ein selbstverständlicher Bestandteil ihres Lebens sind, nicht aufsuchen. Das Risiko, eine depressive Erkrankung zu entwickeln, erhöht sich dadurch.

Es gibt also viele gute Gründe, bestehende Vermeidung aufzugeben. In Abschnitt A haben Sie sich bereits einen Überblick darüber verschafft, welche Situationen Sie vermeiden. Vor allem wenn dies auf viele Situationen zutrifft und Sie schon seit längerer Zeit Situationen vermeiden, sind die folgenden Verhaltensübungen besonders wichtig. Sie sollten diesem Ab-

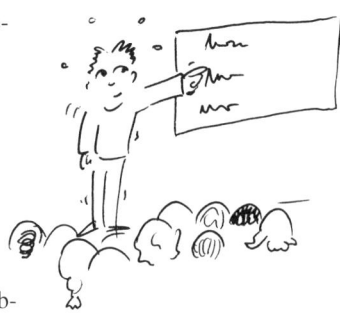

schnitt dann ganz besonders viel Zeit einräumen. Aber auch für Personen, die nur selten vermeiden, jedoch während der Situationen starke Angst erleben, ist das Aufsuchen der Situationen wichtig, da sich die Angst dann am besten bewältigen lässt, wenn Sie die Situationen aufsuchen, in denen Sie normalerweise auftritt.

Die Vorstellung, sonst vermiedene Situationen aufzusuchen, wird Ihnen vermutlich zunächst Unbehagen bereiten oder sogar starke Angst auslösen. Dies ist völlig normal, denn Ihr Körper und Ihre Gedanken haben mit der Zeit gelernt, wann Angst auftritt und signalisieren dies schon frühzeitig. Wir nennen dies *Erwartungsangst:* Damit ist die Angst bezeichnet, die auftritt, bevor die eigentliche gefürchtete Situation beginnt. Ein typisches Beispiel ist die Prüfungsangst, bei der die Angst manchmal schon Monate *vor* der eigentlichen Situation beginnt. Vielleicht haben Sie sogar schon die Erfahrung gemacht, dass die Angst vor den Situationen weit schlimmer ist als dann *in* der Situation selbst?

Auch um die Erwartungsangst abzubauen ist der einzige Weg, die Situationen immer wieder aufzusuchen und durchzustehen. Oft ist die Angst in der eigentlichen Situation sogar schon fast nicht mehr vorhanden, die Erwartungsangst jedoch noch ziemlich stark. Dies ist kein Anzeichen für einen Fehler während der Übungen, sondern zeigt lediglich, dass Ihr Körper und Ihre Gedanken sehr gründlich gelernt haben, dass manche Situationen „gefährlich" sind und den neuen Erfahrungen noch nicht so recht trauen.

Die Idee, Ihr Verhalten vielleicht grundlegend zu ändern und genau das zu tun, wovor Sie Ihre Angst bisher abgehalten hat, kommt Ihnen zunächst sicher ungewohnt vor. Vermutlich haben Sie einige Fragen und Zweifel. Diese sollten geklärt werden, bevor Sie mit den Übungen beginnen, so dass Sie währenddessen den Kopf frei haben um sich ganz auf die Übungen zu konzentrieren. Dazu können Sie sich an den Fragen und Antworten orientieren, die wir weiter unten aufgeführt haben (ab Seite 80).

Bevor Sie mit dem Übungsprogramm beginnen, müssen die Aufgaben sorgfältig geplant werden. Dazu gehört, dass Sie für sich Ihre persönlichen Übungssituationen zusammenstellen und dass Sie sich die Regeln zur Durchführung der Aufgaben gut einprägen.

Übungen auswählen

Zur Auswahl für Sie geeigneter und sinnvoller Übungssituationen sind auf den folgenden Seiten eine Reihe von Standard-Übungssituationen aufgeführt. Lesen Sie bitte alle Situationen genau durch und prüfen Sie, wie schwierig diese Situationen für Sie wären. Es handelt sich um verschiedene Alltagssituationen aus den Bereichen Straße, öffentliche Verkehrsmittel, Geschäfte, Lokale/Restaurants/Cafés sowie Kino/Konzert/Theater/Kirche.

Auf der Straße

a) Gehen Sie ca. 20 Minuten auf der Straße spazieren, wenn wenig Menschen unterwegs sind. Gehen Sie langsam, beobachten Sie ganz bewusst andere Personen, und weichen Sie ihnen nicht aus. Gehen Sie aufrecht und mit erhobenen Kopf.
b) Wiederholen Sie die erste Übung, wenn viele Menschen auf der Straße sind. Gehen Sie z. B. in die Innenstadt am Samstagvormittag.
c) Sprechen Sie fremde Menschen auf der Straße an, um eine kurze Auskunft zu erfragen, z. B. die Uhrzeit oder wo eine Straße ist („Entschuldigen Sie, können Sie mir …?"). Suchen Sie sich Personen aus, bei denen Ihnen das Ansprechen leichter fällt. Gehen Sie möglichst direkt auf die Person zu – halten Sie den Kopf hoch und schauen Sie die Person direkt an. Sprechen Sie vor allem das erste Wort besonders laut und deutlich aus.
d) Wiederholen Sie die dritte Übung, aber sprechen Sie Personen an, bei denen es Ihnen schwerer fällt, z. B. eine Person anderen Geschlechts, eine gleichaltrige oder besonders attraktive Person.
e) Versuchen Sie, fremde Personen auf der Straße in ein kurzes Gespräch zu verwickeln, indem Sie mehrere Fragen stellen, z. B. nach einer Ihnen bekannten, aber weiter entfernten Haltestelle oder einem bekannten Lokal: „Können Sie mir sagen, wie ich am besten von hier zur U-Bahn-Linie 5 (oder Bus, Lokal) komme?" Nach der Erklärung des Angesprochenen nochmals nachfragen: „Also, da vorne links und dann …?"
f) Suchen Sie Blickkontakt zu einer fremden Person auf der Straße, und lächeln Sie die Person kurz an.

Öffentliche Verkehrsmittel

a) Gehen Sie an eine Bushaltestelle, an der nur wenige Personen warten, und halten Sie sich dort ca. 10 Minuten auf, ohne in einen Bus zu steigen. Beobachten Sie die anderen Personen.

b) Schauen Sie sich die Menschen an, die auch warten, und achten Sie darauf, ob Sie jemand beobachtet. Gehen Sie auf und ab, fragen Sie nach der Uhrzeit.

c) Wiederholen Sie die gleiche Übung, wenn viele Menschen an der Haltestelle stehen.

d) Steigen Sie in ein relativ leeres öffentliches Verkehrsmittel mit einer Ihnen bekannten Fahrstrecke, setzen Sie sich in die Nähe einer mitfahrenden Person. Fahren Sie mehrere Stationen, und beobachten Sie die anderen Fahrgäste. Lenken Sie sich nicht durch Lesen ab, und blicken Sie nicht aus dem Fenster. Fragen Sie dann die am nächsten sitzende Person nach einer Ihnen bekannten Haltestelle („Entschuldigen Sie, wissen Sie, wo ich aussteigen muss, wenn ich zum Rathaus will?").

e) Fahren Sie in einem überfüllten Verkehrsmittel mehrere Stationen. Beobachten Sie die anderen Fahrgäste. Lenken Sie sich nicht durch Lesen ab, und blicken Sie nicht aus dem Fenster. Fragen Sie wiederum nach einer Ihnen bekannten Haltestelle.

f) Setzen Sie sich in Bus, U-Bahn, Straßenbahn oder Zug gegenüber oder neben eine fremde Person. Fragen Sie nach einer Haltestelle, sehen Sie dabei die Person an.

g) Steigen Sie in einen Bus ein, und fragen Sie den Busfahrer, ob er zu einer bestimmten Station fährt oder wie viel die Fahrt kostet. Sprechen Sie laut und deutlich. Entschuldigen Sie sich nicht (z. B. „Können Sie mir sagen, wie viel Streifen ich abstempeln muss, um nach X zu kommen?").

h) Gehen Sie durch einen überfüllten Bus oder ein überfülltes Abteil von vorn nach hinten oder umgekehrt. Bitten Sie andere Personen, Sie durchzulassen (z. B. „Darf ich bitte mal vorbei?"). Wiederholen Sie das mehrmals.

In Geschäften

a) Gehen Sie in ein Selbstbedienungsgeschäft, z. B. einen Supermarkt, und schauen Sie sich dort 20 Minuten um. Beobachten Sie das Verhalten anderer, und kaufen Sie dann eine Kleinigkeit.

b) Gehen Sie in ein überfülltes Selbstbedienungsgeschäft, fragen Sie eine andere Person nach der Obstabteilung.

c) Betreten Sie ein kleineres Geschäft, das fast leer erscheint und in dem man bedient wird, und schauen Sie sich um. Wenn ein(e) Verkäufer(in) Sie fragt, was Sie wünschen, sagen Sie, dass Sie sich nur umsehen wollen. Bleiben Sie mindestens 15 Minuten in dem Geschäft.

d) Gehen Sie in ein kleines Geschäft, und lassen Sie sich beraten. Sprechen Sie einen Verkäufer an (z. B. „Guten Tag. Ich suche einen Radiowecker.

Können Sie mir bitte helfen?"). Lassen Sie sich mehrere Modelle zeigen, bedanken Sie sich, und verlassen Sie den Laden. Vermeiden Sie Entschuldigungen und Rechtfertigungen (z. B. „Ich überlege es mir noch mal. Ich komme später noch einmal vorbei.")

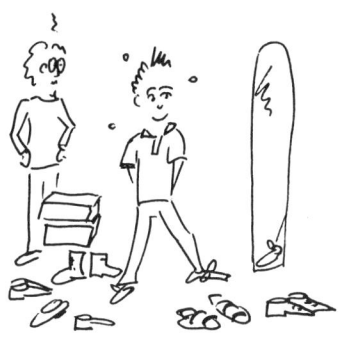

e) Lassen Sie sich in einem Geschäft mehrere verschiedene Waren zeigen. Beschäftigen Sie den Verkäufer mindestens eine halbe Stunde lang. Probieren Sie beispielsweise verschiedene Kleidungsstücke an, lassen Sie sich die Kleidungsstücke in verschiedenen Farben und Größen zeigen. Seien Sie freundlich, aber bestimmt zu dem Verkäufer, verabschieden Sie sich und verlassen Sie das Geschäft, ohne etwas zu kaufen.

f) Reklamieren Sie etwas, was Sie am Vortag schon mit dem Wissen gekauft haben, dass Sie es umtauschen werden (z. B. eine etwas zu enge Jacke oder Hose). „Ich habe gestern diese Hose bei Ihnen gekauft. Zu Hause habe ich festgestellt, dass sie nicht zu meiner Jacke passt. Ich möchte die Hose umtauschen." Beachten Sie dabei, den Kassenbon aufzubewahren und nicht Waren zu kaufen, die deutlich gekennzeichnet vom Umtausch ausgeschlossen sind.

Lokale, Restaurants, Cafés

a) Gehen Sie für einige Minuten in ein Lokal, Restaurant oder Café, wenn es relativ leer ist. Schauen Sie sich um, als ob Sie jemanden suchen würden, und verlassen Sie das Lokal dann wieder.

b) Wiederholen Sie die Übung, wenn das Lokal voll besetzt ist.

c) Setzen Sie sich in einem Lokal allein an einen Tisch, bestellen Sie sich etwas zu trinken, und schauen Sie sich im Lokal um. Versuchen Sie sich einzuprägen, welche Kleidung die anderen Menschen tragen, welche Haarfarbe sie haben, wie sie aussehen. Lenken Sie sich nicht durch Lesen ab. Bleiben Sie mindestens eine halbe Stunde sitzen.

d) Wiederholen Sie die Übung, wenn das Lokal voller Menschen ist, und setzen Sie sich in die Mitte des Lokals.

e) Machen Sie die gleiche Übung, warten Sie aber nicht, bis der Ober oder die Kellnerin zu Ihnen kommt. Rufen Sie die Bedienung vorher, indem Sie zuerst herausfinden, wo sie sich befindet, richten Sie sich etwas auf, heben Sie leicht die Hand, und rufen Sie die Bedienung laut und deutlich herbei (z. B. „Herr Ober … ich würde gern bestellen.").

f) Lassen Sie sich vom Ober etwas auf der Karte erklären (z. B. „Haben Sie auch ein vegetarisches Gericht auf der Karte?", „Welche Beilagen gibt es zu diesem Gericht?").

g) Stehen Sie, wenn Sie im Lokal sitzen, auf und gehen Sie auf die Toilette. Achten Sie darauf, dass Ihr Platz nicht zu nahe an der Toilette ist, so dass Sie quer durch das Lokal gehen müssen.

h) Setzen Sie sich in einem überfüllten Lokal zu einem Fremden an den Tisch (z. B. „Entschuldigen Sie, ist bei Ihnen noch ein Platz frei?"). Bleiben Sie mindestens eine halbe Stunde an dem Tisch sitzen.

Theater, Kino, Konzert, Kirche

a) Gehen Sie zu einer ruhigen Zeit in eine Veranstaltung (z. B. im Kino in die Nachmittags- oder Spätvorstellung). Suchen Sie sich einen Platz, wo Sie keinen Nebenmann haben und wo Sie den Raum leicht verlassen können (z. B. am Rand).

b) Besuchen Sie eine Veranstaltung, wenn dort viele Menschen sind. Setzen Sie sich in die Mitte neben andere Personen.

c) Kommen Sie etwas später, so dass andere aufstehen und Sie vorbeilassen müssen, damit Sie auf Ihren Platz kommen.

d) Stehen Sie während der Veranstaltung auf, und verlassen Sie kurz den Raum. Kommen Sie dann wieder, und nehmen Sie Ihren Platz wieder ein.

Beurteilen Sie nun bitte in der Übersicht in Tabelle 2, wie schwierig Ihnen jede dieser Situationen derzeit erscheint. Stellen Sie sich dazu am besten vor, Sie müssten die Situation in den nächsten Minuten durchleben. Damit Sie sich dies gut vorstellen können, haben wir die Situationen in der ersten Aufzählung möglichst genau beschrieben. Beurteilen Sie nun auf dem folgenden Bogen, wie schwer Ihnen die jeweilige Situation fallen würde. Nutzen Sie dazu die Zahlen von 0 bis 10, wobei 0 „gar nicht schwierig" und 10 „extrem schwierig" bedeutet. 5 würde dann eine „mittlere Schwierigkeit" ausdrücken und 3 „eher leicht". Am Ende haben wir für weitere Situationen Platz gelassen, die Sie fürchten und die Ihnen beim Lesen oder Nachdenken noch eingefallen sind.

Betrachten Sie nun auch noch einmal Ihr Arbeitsblatt 4, auf dem Sie schwere, mittlere und leichte Situationen eingetragen haben. Stellen Sie sich aus diesen Situationen und den oben aufgeführten Ihr Übungsprogramm für die ersten Tage zusammen. Wählen Sie sich dazu Situationen aus dem leichten bis

Tabelle 2: Schwierigkeitseinschätzung von Situationen

Bereich	Situation	Schwierigkeit (0–10)
Straße	– unter fremden Menschen sein – fremde Menschen beobachten – fremde Menschen ansprechen – Personen in ein Gespräch verwickeln – andere anlächeln	_____ _____ _____ _____ _____
Öffentliche Verkehrsmittel	– an der Bushaltestelle stehen – in einem leeren Bus fahren – in einem überfüllten Bus fahren – sich einer anderen Person gegenübersetzen – den Busfahrer etwas fragen – einen vollen Bus durchqueren	_____ _____ _____ _____ _____ _____
Geschäfte	– in einem Selbstbedienungsgeschäft ziellos herumschauen – in einem Selbstbedienungsgeschäft etwas erfragen – sich in einem kleinen Geschäft umschauen – sich in einem Geschäft beraten lassen – sich mehrere Produkte zeigen lassen und nichts kaufen – etwas reklamieren	_____ _____ _____ _____ _____
Lokale	– in ein Lokal gehen und sich umschauen, wenn es leer ist – in ein Lokal gehen und sich umschauen, wenn es voll ist – sich allein an einen Tisch setzen und etwas zu trinken bestellen – den Ober rufen – sich vom Ober etwas auf der Speisekarte erklären lassen – vom Tisch aufstehen und zur Toilette gehen – sich zu einer fremden Person an den Tisch setzen	_____ _____ _____ _____ _____ _____
Kino, Konzerte, Theater, Kirche	– in einer Veranstaltung einen Platz am Rand einnehmen – einen Platz in der Mitte einnehmen – etwas später kommen, so dass einige Personen aufstehen müssen, um Sie durch zu lassen – während der Veranstaltung kurz aufstehen und den Raum verlassen, dann wieder kommen	_____ _____ _____
Sonstiges	– _____ – _____ – _____	_____ _____ _____

mittleren Spektrum aus, d. h. Übungen mit einem Schwierigkeitsgrad zwischen 1 und 5. Planen Sie, jeden Tag mindestens eine oder zwei Übungen durchzuführen. Nutzen Sie das Arbeitsblatt 6 (siehe Seite 128), um dort Ihren Plan für die erste Übungswoche aufzuschreiben.

Übungen vorbereiten

Neben der Planung verschiedener Situationen sollten Sie sich auch *im Voraus* über verschiedene Aspekte der Übung Gedanken machen: Finden Sie vor einer Übung heraus, was genau Sie in einer bestimmten Situation befürchten (z. B. „Wenn ich 20 Minuten in einem Geschäft bleibe und herumgucke, wird binnen kurzer Zeit jemand aus dem Laden auf mich zukommen und mich des Diebstahls verdächtigen oder mich hinauswerfen"). Notieren Sie Ihre Befürchtungen. Vergleichen Sie den tatsächlichen Ausgang der Übung mit diesen Befürchtungen: Häufig werden Sie feststellen, dass die Situation weit weniger ungünstig abläuft, als Sie das vorher denken. Das liegt daran, dass wir unsere Gedanken vorwiegend auf die schlimmen und gefährlichen Aspekte einer Situation richten, wenn wir ängstlich sind. Dies stimmt jedoch nur in seltenen Fällen auch mit der Realität überein!

Überlegen Sie sich vor der Übung, wie Sie den *Erfolg der Übung feststellen,* d. h. ob Sie die Übung „gut" gemacht haben: Das Ausmaß an Angst, die Sie dabei erleben, sollte dabei nicht relevant sein! Gerade wenn Sie besonders starke Angst vor einer Übung haben, ist es eine umso größere Leistung, wenn Sie die Situation tatsächlich aufsuchen! Machen Sie daher Ihren *Erfolg nicht abhängig von der erlebten Angst,* sondern von anderen Kriterien, z. B. davon, ob Sie die geplante Zeit durchgehalten haben oder dass Sie das vorher geplante Verhalten gezeigt haben (z. B. „eine halbe Stunde in einem überfüllten Bus gefahren" oder „sich genau in die Mitte der Sitzreihe im Kino gesetzt").

Achten Sie bei Übungen, bei denen die Reaktionen anderer eine Rolle spielen (z. B. Vorträge, Referate) darauf, dass Sie *realistische Erwartungen* aufbauen. Nur weil jemand gähnt, heißt das noch lange nicht, dass Ihr Vortrag schlecht war – vielleicht hat die Person auch einfach schlecht geschlafen und ist übermüdet!

Vergessen Sie auf keinen Fall, sich für jede absolvierte Übung zu *loben!* Gestehen Sie sich zu, auf sich stolz zu sein! Menschen mit sozialen Ängsten zeigen häufig sehr hohe Ansprüche an sich selbst und es fällt ihnen schwer, ihre Erfolge gebührend zu würdigen. So wird häufig die Bedeutung einer Übung im Nachhinein mit der Bemerkung abgetan, dass viele andere Menschen die

Situation ja auch täglich absolvieren. Das ist sicher richtig, aber die Mehrzahl der anderen Menschen leidet nicht unter starken sozialen Ängsten! Nehmen Sie zum Vergleich die Leistung in einem Englisch-Test: Es würde wenig Sinn machen, wenn Sie Ihr Ergebnis mit der Leistung eines Engländers vergleichen würden. Sinnvoller wäre der Vergleich mit Personen, die ungefähr ebenso lang wie Sie Englischunterricht haben. Sie sollten daher Ihre Leistung nicht mit der von Menschen ver- 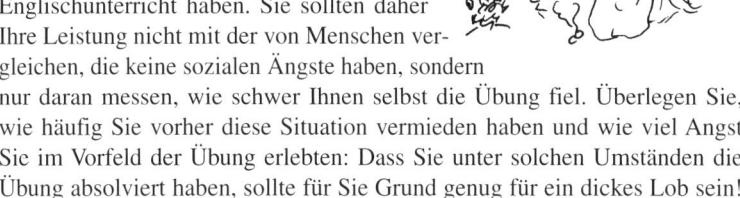 gleichen, die keine sozialen Ängste haben, sondern nur daran messen, wie schwer Ihnen selbst die Übung fiel. Überlegen Sie, wie häufig Sie vorher diese Situation vermieden haben und wie viel Angst Sie im Vorfeld der Übung erlebten: Dass Sie unter solchen Umständen die Übung absolviert haben, sollte für Sie Grund genug für ein dickes Lob sein!

Die folgenden Hinweise sollen Sie bei der Durchführung Ihrer Übungen weiter unterstützen:

1. Grundvoraussetzung für den Erfolg ist das tägliche Üben!
2. Hierzu ist es nötig, sich an feste Zeiten zu gewöhnen und genügend Zeit zur Verfügung zu haben. Da die Übungen oft länger als 20 Minuten dauern, empfiehlt es sich, mindestens eine Stunde einzuplanen. Dieser Zeitrahmen erlaubt es auch, gegebenenfalls Übungen zu wiederholen oder Zwischenübungen einzufügen, wenn Sie merken, dass eine geplante Übung zu schwer ist.
3. *Zwischenübungen* können darin bestehen, dass man z. B. die vorgenommene Übung in Teilschritten durchführt, nicht so lange wie geplant oder zunächst einmal in Begleitung einer vertrauten Person.
4. Bedenken Sie ferner, dass während der Übungen durchaus Angstreaktionen auftreten können. Dies ist sogar ausdrücklich erwünscht, denn Sie sollen lernen, mit der Angst umzugehen – sie zu bewältigen. Diese Angstreaktionen werden vor allem im Zusammenhang mit Situationen auftreten, die Sie lange Zeit gemieden haben. Diese Anspannungs- und Angstgefühle sind ganz natürlich und treten bei allen neuen und ungewohnten Herausforderungen auf.
5. Entscheidend ist ferner, dass Sie eine sorgfältig geplante Übung zu Ende bringen und nicht abbrechen. Geht es beim ersten Mal schief, machen Sie nach einer kleinen Pause noch einen Versuch!

Während der Übungen sollten Sie sich vorwiegend auf die Situation und Ihre Angst konzentrieren. Schweifen Sie nicht ab in übertriebene Katastrophenvorstellungen und unwahrscheinliche Fantasien, sondern bleiben Sie mit Ihren Gedanken in der Situation, in der Sie sich befinden. Achten Sie darauf was wirklich geschieht, sowohl in Ihren Gedanken und Ihrem Körper als auch in Ihrer Umwelt. Beobachten Sie Ihre Angst einfach, versuchen Sie nicht, die Angst zu unterdrücken. Es ist normal, dass in Situationen, die Sie lange vermieden haben, Angst auftritt und Sie müssen nichts dagegen unternehmen. Angstgefühle und körperliche Angstbeschwerden sind nicht schädlich! Sie sind unangenehm, aber nicht ungesund. Mit der Zeit wird die Angst ganz von allein weniger werden – die Übungen werden Ihnen immer leichter fallen. Lassen Sie sich auf jeden Fall genug Zeit für jede der Übungen, so dass Sie nicht unter Zeitdruck geraten.

Nach den obigen Hinweisen dürfte es Ihnen schon viel leichter fallen, sich den Sinn und Zweck der Übungen sowie deren Ablauf vorzustellen. Eventuelle Unklarheiten können vielleicht mit Hilfe der folgenden häufig gestellten Fragen und deren Antworten beseitigt werden:

Fragen und Antworten zu den Verhaltensübungen

Frage: Was soll ich denn tun, wenn mich in einer Situation die Angst überfällt?
Antwort: Es klingt vielleicht paradox: Versuchen Sie, so wenig wie möglich gegen die Angst zu tun! Bleiben Sie zunächst so lange wie irgend möglich in der Situation und flüchten Sie nicht. Beobachten Sie sich und achten Sie auf Ihre Gedanken und körperlichen Reaktionen ohne sich in Katastrophengedanken zu begeben. Sagen Sie sich, dass es vor dem Hintergrund Ihrer bisherigen Erfahrungen ganz normal ist, dass Sie nun Angst erleben. Indem Sie sich der Situation stellen und nicht flüchten, tun Sie jedoch etwas dafür, dass die Angst in Zukunft in dieser Situation weniger wird.

Frage: Aber was passiert, wenn ich in einer Situation doch flüchten musste? Ist das nicht auf ganz schlecht für mein Veränderungsprogramm?
Antwort: Dass Sie während der Verhaltensübungen eine Situation abbrechen oder kurz vorher vermeiden, kann durchaus passieren – immerhin sind viele Situationen relativ neu für Sie! Es ist zwar besser, während der Verhaltensübungen möglichst wenig zu vermeiden, aber wenn es doch passiert, ist es beileibe keine Katastrophe. Folgende Aspekte könnten eine Rolle spielen:

– Lag die Übung im Schwierigkeitsgrad deutlich höher als die vorherigen? Dann reduzieren Sie die Schwierigkeit, indem Sie Zwischenübungen einführen oder zunächst eine leichtere Übung vorschalten.
– Fiel Ihnen die Übung deutlich schwerer als Sie vorher dachten? Vielleicht haben Sie den Schwierigkeitsgrad der Übung unterschätzt. Nehmen Sie eine neue Schwierigkeitseinschätzung vor und planen Sie die Übung daraufhin erneut in Ihr Programm ein.
– Haben Sie heute einen „schlechten Tag"? Dann versuchen Sie die Übung morgen noch einmal und führen Sie heute eine leichtere durch.
– Haben Sie vorher länger nicht geübt? Dann kann es zu stärkeren Angstreaktionen als erwartet kommen.

Auch wenn Sie keinen eindeutigen „Grund" für den starken Vermeidungsdrang finden konnten: Wichtig ist vor allem, dass Sie dem Drang nach Vermeidung nicht nachgeben. Suchen Sie die Situation so bald wie möglich erneut auf und versuchen Sie, sie bis zu Ende zu absolvieren.

Frage: Kann ich auch zu viel üben?
Antwort: Wenn Sie die Regeln zur Durchführung der Verhaltensübungen befolgen, können Sie nicht zu viel üben. Vermutlich werden Sie allerdings recht erschöpft sein, denn es erfordert viel Mut und Überwindung, immer wieder die Angst besetzten Situationen aufzusuchen. Dies empfinden viele Betroffene auch körperlich als sehr anstrengend. Aber jede erfolgreich absolvierte Übung bringt Sie Ihrem Ziel, die Angst zu bewältigen, einen Schritt näher!

Frage: Ich möchte mich der Angst so wenig wie möglich aussetzen. Ist es nicht auf Dauer schädlich, immer wieder Angst zu haben?
Antwort: Angst ist zwar ein sehr unangenehmes Gefühl, aber nicht schädlich oder gefährlich! Nur wenn Sie sich mit der Angst auseinander setzen, kann es Ihnen auch gelingen, sie zu bewältigen. Ziehen Sie zum Vergleich das Erlernen einer Sportart, z. B. Skifahren, heran: Wenn Sie nur darüber lesen, sich geistig darauf vorbereiten und allgemeine Fitness- und Kräftigungsübungen absolvieren, werden Sie nie erfahren, ob Sie eine Abfahrt ins Tal auch tatsächlich bewältigen könnten.

Frage: Ich habe gehört, dass solche Übungen nur mit Hilfe von Medikamenten durchgeführt werden sollen. Ich möchte aber keine Medikamente nehmen!
Antwort: Sie können die Übungen unbesorgt auch ohne Medikamente durchführen. Aus wissenschaftlicher Sicht kann derzeit keine eindeutige Empfehlung gegeben werden, wann die Einnahme von Medikamenten

Ihnen großes Unbehagen verursacht. Die Linderung der Angst durch das Medikament kann Sie darin unterstützen, die Übungen trotzdem durchzuführen. Unter Kapitel 3.2 auf Seite 38 können Sie nachlesen, welche Medikamente zur Reduktion sozialer Ängste nachweisbar wirksam sind. Wichtig ist auch hier wieder, das Medikament nicht nur für die Übungen, sondern über einen gewissen Zeitraum hinweg einzunehmen. Nach Absetzen des Medikaments könnte es allerdings nötig sein, manche Übungen zu wiederholen, da in manchen Fällen dann die Ängste wieder auftreten.

Frage: Ich will ja gerne üben. Aber leichter fällt es mir, wenn ich meine Freundin dabei habe. Die kann mich so gut beruhigen. Spricht etwas dagegen, wenn Sie mich begleitet?
Antwort: Es ist verständlich, dass Sie in Angst auslösenden Situationen lieber nicht allein sein wollen. Aber bedenken Sie, dass Sie irgendwann die Situationen alleine meistern müssen, denn Ihre Freundin wird Sie vermutlich nicht immer begleiten können. Eine gute Lösung wäre, wenn Ihre Freundin Sie am Anfang eines neuen Übungsschrittes begleitet, sich dann aber wieder zurückzieht. Versuchen Sie dann so schnell wie möglich, die Übung auch alleine zu absolvieren, in dem Sie die positive Erfahrung in Begleitung Ihrer Freundin nutzen.

Frage: Ich sehe nicht ein, warum ich Dinge tun soll, die ich im Alltag vielleicht gar nicht brauche! Warum soll ich in ein Restaurant gehen, wenn ich gar keine Lust auf Essen habe?
Antwort: Ziel der Übungen ist nicht, dass Sie Ihren Tag so schön wie möglich gestalten, sondern die alten vermeidenden Verhaltensweisen abzulegen, um wieder „normal" am Leben teilnehmen zu können. Damit die „neuen" Verhaltensweisen möglichst schnell stabil werden, ist es wichtig, so oft wie möglich zu üben und auch Dinge einzubeziehen, die nicht konkret mit dem eigenen Alltag zu tun haben. Jede Übung wird Sie Ihrem Ziel, Ihre Angst besser bewältigen zu können, einen Schritt näher bringen. Denken Sie zum Vergleich an das Erlernen einer neuen Sportart: Wenn die Verhaltensweisen noch neu und ungewohnt sind, ist es besonders wichtig, keine allzu langen Trainingspausen einzulegen.

In den folgenden „goldenen Regeln" haben wir die wichtigsten Aspekte des Abschnitts S zusammengefasst. Diese Regeln sollen Ihnen helfen, in einer Angst auslösenden Situation die oben dargestellten Informationen und Anweisungen besser zu erinnern. Sie sollten sich die Regeln gut einprägen, so dass Sie sie in einer Situation, in der Sie Angst bekommen, leicht erinnern können. Manche Betroffene finden es auch hilfreich, die Regeln auf einem kleinen Kärtchen während der Übungen mit sich zu tragen. Zu diesem Zweck haben wir die Regeln im hinteren Teil des Buches (Arbeitsblatt 7, Seite 130) erneut abgedruckt, so dass sie dort kopiert und ausgeschnitten werden können.

„Goldene Regeln" im Umgang mit der Angst

1. Angstgefühle und dadurch ausgelöste körperliche und gedankliche Veränderungen sind übermäßige, aber an sich normale Stressreaktionen. Sie sind unangenehm, aber *nicht* schädlich!

2. In einer Angstsituation bleibe ich in der Realität. Ich beobachte, was mit meinem Körper und mit meinen Gedanken und Gefühlen geschieht und begebe mich nicht in Katastrophenvorstellungen und Fantasien.

3. Ich bleibe so lange in der Angstsituation, bis die Angst wieder von alleine weniger wird. Bei kurzen Situationen wiederhole ich die Übung so oft, bis die Angst abnimmt.

4. Ab jetzt vermeide ich keine Situationen mehr, in denen ich befürchte, Angst zu bekommen, sondern setze mich ihnen ganz bewusst und geplant aus. Wenn ich doch einmal eine Situation verlassen muss, bevor die Angst weniger wurde (sei es aus Zeitdruck oder zu starker Angst), suche ich sie so schnell wie möglich wieder auf – gegebenenfalls mit Unterstützung durch andere.

5. Ich bin stolz auf jeden Erfolg – auch ein Versuch zählt!

Bitte füllen Sie am Ende des Abschnitts S den Beurteilungsbogen (Arbeitsblatt 2) aus.

Abschnitt W: Wahrheitsgehalt von Gedanken überprüfen

Sicherlich erinnern Sie sich noch an die verschiedenen Komponenten der Angst, die wir Ihnen unter Kapitel 1.3 (ab Seite 18) vorgestellt haben: körperliche Empfindungen, Gefühle und Gedanken sowie die Verhaltenskomponente. Während der zuvor dargestellte Übungsschritt sich auf Änderungen im Verhaltensbereich bezieht, stellen wir Ihnen nun Übungen vor, die auf die Veränderung von Gedanken abzielen. In der Übung auf Seite 52 (Arbeitsblatt 1) hatten Sie bereits aufgeschrieben, wie sich die drei Komponenten der Angst bei Ihnen persönlich ausdrücken. Und auch während der Verhaltensübungen der letzten Wochen ist Ihnen vermutlich wieder aufgefallen, wie Körper, Verhalten und Gedanken ineinander spielen. Falls Sie während der Übungen für Sie neue Angst machende Gedanken bemerkt haben, können Sie diese im Arbeitsblatt 1 ergänzen.

Vermutlich treten die belastenden Gedanken und Gefühle schon fast automatisch auf, wenn Sie sich in bestimmte soziale Situationen begeben – wir sprechen hier von *automatischen Gedanken*. Damit sind Gedanken bezeichnet, die in einer Situation ganz schnell und so gut wie jedes Mal auftreten. Dies hängt damit zusammen, dass sich Gefühle und Gedanken mit bestimmten Situationen eng verbinden können – vor allem wenn es sich um starke Gefühle handelt. Dies trifft sowohl für positive Gefühle zu (z. B. angenehme Gefühle, immer wenn Sie an die Straßenecke kommen, an der Sie frischverliebt Ihren ersten Kuss bekamen) als auch für negative (z. B. ärgerliche Gefühle, wenn Sie an die Stelle auf dem Spazierweg kommen, an der Sie das letzte Mal besonders heftig mit Ihrem Partner gestritten haben). In Bezug auf soziale Ängste treten die Gefühle und Gedanken häufig auch schon deutlich *vor* der Situation auf und nicht erst wenn Sie sich darin befinden. Typischerweise werden Sie auch erfahren haben, dass Gedanken die Angst in der Situation und deren Ablauf eher verschlimmern als verbessern. Dies trägt dazu bei, dass der Teufelskreis der Sozialen Phobie aus Angst, körperlichen Symptomen, katastrophisierendem Denken, Vermeidung und daraus resultierender stärkerer Angst in Gang gebracht und verstärkt wird.

Die folgenden Übungen zeigen Ihnen daher, wie solche automatischen Gedanken erkannt und verändert werden können. Der Umgang mit der gedanklichen Ebene fällt vielen Betroffenen nicht leicht und für einige Übungen ist die Unterstützung durch einen Therapeuten wünschenswert. Da dies jedoch oft schwer zu realisieren ist, möchten wir Sie ermuntern, es wenigstens zu probieren. Ein Versuch kann nicht schaden!

ABC der automatischen Gedanken und Gefühle

Grundlage für die folgenden Übungen ist das *ABC der automatischen Gedanken und Gefühle*. Dabei betrachten Sie das Gefühl, das Sie verändern möchten, im Zusammenhang mit den Gedanken direkt davor und der Situation, in der die Gedanken und Gefühle auftreten.

Beim ABC der automatischen Gedanken und Gefühle steht
A – für das konkrete Ereignis
also etwas, was ganz zweifelsfrei und objektiv geschieht (was man filmen oder fotografieren könnte), was gehört oder gesehen wurde.
B – für die Gedanken
also das, was Sie konkret denken, interpretieren oder schlussfolgern.
C – für das Gefühl
Gefühle sind oft schwer von Gedanken abzugrenzen. Hilfreich ist es, sich an den fünf großen Bereichen von Gefühlen zu orientieren:
1. Liebe, Freude, Sympathie;
2. Wut, Ärger;
3. Traurigkeit, Verlustgefühle, Ängste;
4. Stolz, Gefühl des Habens;
5. Eifersucht, Neid, Missgunst.

Die folgenden Beispiele sollen diese Betrachtungsweise verdeutlichen:

Beispiel 1:

Stellen Sie sich vor, Sie haben sich um 20:00 Uhr mit einer guten Freundin zum Abendessen verabredet. Sie warten eine Weile. Als Sie auf die Uhr sehen, ist es schon 20:20 Uhr, und Ihre Freundin ist immer noch nicht da (Ereignis = A).

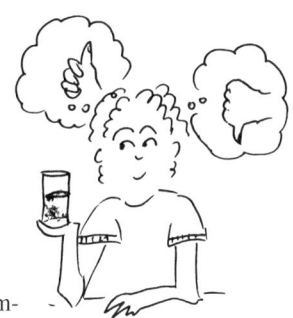

Sie könnten nun verschiedene Gedanken haben. Möglich wäre z. B., dass Sie denken: „Eva ist doch sonst immer so pünktlich – da muss etwas passiert sein! Vielleicht hatte sie einen Unfall?!" (Gedanke = B). Bei diesem Gedanken würden Sie sich vermutlich eher ängstlich und besorgt fühlen (Gefühl = C). Sie könnten jedoch auch denken: „Das ist doch wieder typisch. Eigentlich ist sie pünktlich, aber wenn es um mich geht, kümmert sie das nicht, dass ich warten muss. Dabei hätte ich auch was Besseres zu tun! Nächstes Mal lasse ich sie auch mal eine halbe Stunde warten!" (Gedanke = B). Bei solchen Gedanken werden Sie sich sicher weniger besorgt, sondern eher wütend und ärgerlich fühlen (Gefühl = C). Eine dritte Möglichkeit könnten folgende Gedanken sein: „Oh, jetzt sind ja schon zwanzig Minuten um! Ich habe gar nicht bemerkt, wie schnell die Zeit vorüber geht. Es ist ja eigentlich gar nicht so schlimm, mal warten zu müssen – ich bin jetzt viel entspannter als vorher. Und Eva hat es sicher nicht böse gemeint und hat einen triftigen Grund für ihre Verspätung." (Gedanke = B). Dieser Gedanke hätte wohl keine negativen Gefühle zur Folge, sondern neutrale oder positive (Gefühl = C).

Beispiel 2:

Sie sehen aus dem Fenster und es regnet in Strömen (Ereignis = A). Sie könnten denken: „So ein Mist! Jetzt muss ich einen Regenschirm mitnehmen und die wasserfeste Jacke rauskramen. Dieses Wetter verhagelt mir schon wieder völlig die Laune!" (Gedanken = B). Sie wären vermutlich ärgerlich und missmutig (Gefühl = C). Sie könnten auch denken „Oh, es regnet aber stark! Na gut, besser heute, wo ich arbeiten muss, als am Wochenende, wenn unsere Wanderung geplant ist!" (Gedanken = B). Sie wären vermutlich weniger ärgerlich (Gefühl = C) und könnten sich schnell wieder auf andere Dinge konzentrieren.

Die Beispiele haben neben der Bezeichnung von A, B und C zwei wichtige Aspekte verdeutlicht:
1. *Ein- und dasselbe Ereignis kann zu ganz unterschiedlichen Gedanken führen.* Das heißt, dass bestimmte Gedanken nicht regelhaft mit einer Situation verbunden sind, sondern dass wir je nach Tagesform, Umgebungsbedingungen und früheren Erfahrungen bestimmte Gedanken häufiger denken als andere. Es entwickeln sich bestimmte Denkgewohnheiten, so dass in einer bestimmten Situation der Gedanke dann ganz automatisch auftritt.
2. *Unterschiedliche Gedanken führen zu unterschiedlichen Gefühlen.* Das Auftreten bestimmter Gedanken ist verantwortlich für die nachfolgenden Gefühle. Wenn wir also an bestimmten Gefühlen etwas verändern wollen, lohnt sich die Betrachtung der auslösenden Situation mit Hilfe des ABC-Schemas. Damit können Sie Gedanken herausfinden, die möglicherweise die unangenehmen Gefühle auslösen und sie Schritt für Schritt verändern.

Der erste Schritt zum Verändern belastender Gedanken besteht darin, die Gedanken als solche zu erkennen. Gedanken laufen häufig automatisch ab, so dass wir sie oft nicht bewusst wahrnehmen. Außerdem fällt es uns meist leichter, Gefühle wahrzunehmen als Gedanken. Es ist also beim Aufschreiben der A-, B- und C-Komponenten hilfreich, zuerst das Ereignis/die Situation (A), dann das Gefühl (C) und dann erst die Gedanken (B) aufzuschreiben. Für die weiteren Übungen ist es außerdem günstig, dazu die Spaltentechnik zu Hilfe zu nehmen, in der jede Komponente in einer eigenen Spalte dargestellt wird. Tragen Sie dort außerdem für das im Vordergrund stehende Gefühl (C, letzte Spalte) dessen Stärke ein. Nutzen Sie dabei die Skala von 0 bis 10, in der 0 ein sehr geringes Ausmaß des Gefühls bedeutet und 10 das maximale Ausmaß (z. B. „Ärger, Stärke 10": sehr starker Ärger, oder „Angst, Stärke 3": gering ausgeprägte, aber spürbare Angst).

In Abbildung 6 zeigen wir Ihnen dies anhand einer sozialen Situation, wie sie von Katharina P. (siehe Seite 15 in Teil 1 des Buches) geschildert werden könnte:

A: Situation/Ereignis	B: Gedanken	C: Gefühl (Stärke von 0 bis 10)
Übungsbeispiel		
8. August, 19:00 Uhr: Ein Treffen im Elternhaus des Freundes steht kurz bevor.	„Ich werde sicherlich rot werden und keinen Ton rausbringen, ich werde mich komplett blamieren. Sie werden mich für blöd halten und für nicht gut genug für ihren Sohn."	Ängstlich, unruhig, angespannt Stärke: 8

Abbildung 6: Beispiel Katharina P.

Versuchen Sie dies nun auch an einem eigenen Beispiel. Nutzen Sie dazu das Arbeitsblatt 8 (vgl. Seite 131). Beachten Sie bitte, dass Sie nur eine einzige Situation beschreiben (mit Datum und Uhrzeit), und keine allgemeinen Verhaltens- und Denkabläufe (z. B. „immer wenn ich einen Vortrag halten muss"). Beschreiben Sie am besten erst die Situation, dann das Gefühl und als letztes die Gedanken. Diese Reihenfolge sollten Sie über alle Übungen hinweg beibehalten. Achten Sie vor allem auf Gedanken, die sich darauf beziehen, was mit Ihnen in dieser Situation passieren könnte.

Diesen ersten Schritt des Erkennens Angst machender Gedanken sollten Sie noch einige Male üben, bevor Sie beginnen die Gedanken zu verändern. Sie können dies sowohl für vergangene Situationen durchführen als auch für Situationen und Ereignisse, die sie aktuell erleben.

Die folgenden Fragen und Antworten können Ihnen bei möglicherweise auftretenden Problemen helfen:

Fragen und Antworten zum Herausfinden von Gedanken und Gefühlen

Frage: Ich glaube, ich denke gar nichts. Die Angst steht so im Vordergrund, dass ich nicht klar denken kann.

Antwort: Gedanken können auch in Bruchteilen von Sekunden ablaufen, so dass der Eindruck aufkommt, das Gefühl entsteht in der Situation automatisch. Wenn Sie eine bestimmte Situation häufig wieder erleben, treten außerdem die Gedanken immer stärker automatisch auf. Versuchen Sie, in Ihrer Vorstellung die Situation ganz langsam ablaufen zu lassen, wie einen Film in Zeitlupe. Sie können auch versuchen, sich daran zu erinnern, wie die Situation am Anfang Ihrer Ängste abgelaufen ist, wo die Gedanken vermutlich noch nicht so schnell und automatisch auftraten. Manchmal ist es auch hilfreich, mit einer vertrauten Person über eine konkrete Situation zu sprechen: Was würde die Person in dieser Situation denken? Dies kann Ihnen helfen, Ihre eigenen Gedanken zu erkennen – vielleicht sind sie ganz ähnlich, vielleicht aber auch entgegengesetzt.

Frage: Ich schaffe es nicht, Gedanken und Gefühle zu trennen. Gibt es dafür Hilfen?

Antwort: Oft ist es tatsächlich schwer, Gedanken und Gefühle auseinander zu halten, da diese sehr eng miteinander verbunden sind. Hilfreich ist es, die Gedanken als eine Art Selbstgespräch in der Ich-Form zu formulieren. Wenn ein Satz dann mit „Ich fühle mich…" beginnt, handelt es sich vermutlich eher um ein Gefühl. Sie können sich auch an den weiter oben aufgeführten „Gefühlskategorien" orientieren.

Frage: Manchmal erkenne ich meine Gedanken und Gefühle relativ schnell, aber sie passen nicht zusammen. Zum Beispiel denke ich „Das könnte ich schon schaffen", empfinde aber trotzdem Angst.

Antwort: Sie können in einer Situation durchaus mehrere verschiedene Gedanken haben, die auch unterschiedliche Gefühle nach sich ziehen. In Ihrem Beispiel könnte es so sein, dass zwar ein Teil von Ihnen denkt, dass Sie es schon schaffen könnten und sich zuversichtlich fühlt, dass aber ein anderer Teil z. B. denkt „Wenn jetzt die Angst stärker wird, wird alles zusammenbrechen und ich werde dastehen wie ein Idiot", was dazu führt, dass Sie sich ängstlich fühlen. Sie sollten daher jeden Gedanken einzeln darauf hin überprüfen, was für ein Gefühl er bei Ihnen auslöst.

Der nächste Schritt zur Veränderung von Angst machenden Gedanken besteht darin zu überprüfen, ob Ihre Gedanken realistisch, der Situation angemessen und hilfreich sind. Dazu können Sie zu jedem Gedanken folgende Fragen stellen: „Wie wahrscheinlich ist es eigentlich, dass das passiert, was ich in meinen Gedanken annehme?", „Hilft mir der Gedanke, mich gut bzw. besser zu fühlen?"

Im Beispiel von Katharina P. auf Seite 87 kommt Frau P. zu folgendem Ergebnis: „Na ja, dass die Gedanken wirklich so wahr werden ist ungefähr zu 50 Prozent wahrscheinlich, weil das wirklich schwierig ist mit den Eltern meines Freundes; es geht oft steif zu und der Vater ist meistens sehr brummig. Aber oft war das Zusammentreffen auch gar nicht so schlimm wie ich vorher befürchtet hatte, und ein oder zwei mal war es sogar richtig nett. Zu einer richtigen Katastrophe ist es bisher eigentlich noch nie gekommen."

Hinterfragen nun auch Sie Ihre Gedanken, indem Sie die Beispiele nutzen, die Sie im Arbeitsblatt 8 zusammengestellt haben. Geben Sie dabei jedem Gedanken eine Zahl zwischen 1 und 100, je nachdem mit welcher Wahrscheinlichkeit der Gedanke tatsächlich angemessen und hilfreich ist. Eine niedrige Zahl würde dann bedeuten, dass der Gedanke eher wenig hilfreich und nicht angemessen ist, eine hohe Zahl, dass der Gedanke zutreffend und berechtigt ist.

Anhand der drei Varianten des ersten Beispiels auf Seite 85 soll dies verdeutlicht werden (vgl. Abbildung 7).

A: Ereignis/ Situation	B: Gedanken	C: Gefühl	Angemessenheit	Kommentar
Donnerstag, 20:20 Uhr: Warten im Restaurant	„Eva hatte einen Unfall"	ängstlich, besorgt Stärke: 7	30	Eva ist eine erfahrene Autofahrerin, wahrscheinlicher ist ein Stau

Donnerstag, 20:20 Uhr: Warten im Restaurant	„Eva nimmt mich nicht wichtig, kommt absichtlich zu spät"	ärgerlich, gekränkt, wütend Stärke: 9	20	Eva ist seit langem eine enge Freundin, hat schon vieles für mich getan und mir gezeigt und gesagt, wie wichtig ich ihr bin
Donnerstag, 20:20 Uhr: Warten im Restaurant	„Das Warten hat mich entspannt, macht fast Spaß"	gelassen, ruhig Stärke: 5	80	Sicher wäre es schöner gemeinsam mit Eva hier zu sitzen, andererseits wünsche ich mir so oft ein paar Minuten Ruhe am Tag, in denen ich durchatmen und nachdenken kann

Abbildung 7: Beispiele für automatische Gedanken

An den ersten beiden Beispielen sehen wir, dass unsere automatischen Gedanken oft voreilig und unangemessen sind. Sie können dazu führen, dass wir uns ängstlich oder ärgerlich fühlen, auch wenn wir bei näherem Hinsehen bemerken, dass die Gedanken eher unlogisch, unwahrscheinlich und unangemessen sind. Das dritte Beispiel hingegen zeigt, dass dieselbe Situation auch als angenehme Erfahrung und Bereicherung des Alltags empfunden werden kann.

Überprüfen nun auch Sie Ihre automatischen Gedanken daraufhin, ob Sie vielleicht übertrieben, unwahrscheinlich, voreilig oder unangemessen sind. Nutzen Sie dazu Ihre Übungsbeispiele aus dem Arbeitsblatt 8. Übertreibungen und unwahrscheinliche Gedanken wollen wir im folgenden „Denkfehler" nennen. Sie sollten auch weitere Beispiele sammeln und die darin aufgetretenen Gedanken auf Denkfehler hin überprüfen. Die folgenden Fragen können Ihnen dabei helfen, sogenannte Denkfehler zu finden:

Fragen zur Erkennung von „Denkfehlern"

– Wenn ich alle meine bisherigen Lebenserfahrungen in solchen Situationen überdenke, ist diese Gedankenverknüpfung wirklich angemessen?
– Was habe ich eigentlich wahrgenommen, wenn diese Situation anderen passiert ist?
– Habe ich jemals irgendwo gehört oder gelesen, dass dieser Gedanke zutrifft und absolut richtig ist?

- Gibt es irgendwelche offensichtlichen Hinweise, dass mein Gedanke unzutreffend, falsch oder übertrieben ist?
- Würden andere Personen das gleiche denken?
- Würde ich das gleiche denken, wenn ich mein Gegenüber oder ein Beobachter wäre?

Sehr wahrscheinlich werden Sie unter Ihren Gedanken einige Denkfehler erkennen – denn alle Menschen machen immer wieder Denkfehler. Drei Arten von Denkfehlern kommen besonders häufig vor:
- willkürliche Schlussfolgerungen ohne einen hieb- und stichfesten Beweis
- Verallgemeinerungen, also von einem einmaligen Erlebnis auf alle zukünftigen Situationen zu schließen
- Über- oder Untertreibungen.

Aus der Therapieforschung kennen wir einige Denkfehler, die oft bei Sozialer Phobie auftreten und dazu beitragen, die Angst zu verstärken und aufrechtzuerhalten. Sie sind im Folgenden aufgeführt und werden von uns kommentiert:

Typischer Denkfehler	Kommentar
Sie glauben, dass ein bestimmtes Problem (Zittern, Rotwerden, keinen Ton herausbringen) zwangsläufig immer wieder auftritt.	Es gibt kein Naturgesetz, das vorschreibt, dass ein Problem sich ständig wiederholt. Es könnte durchaus auch anders kommen.
Sie glauben, dass andere Menschen Ihre persönlichen Probleme und Auffälligkeiten (z. B. Rotwerden, Schwitzen) auf jeden Fall wahrnehmen.	Viele persönliche Auffälligkeiten werden gar nicht wahrgenommen. Wissen Sie aus dem Kopf, wann jeder Ihrer Bekannten das letzte Mal errötet ist? Achten Sie genau darauf, wann jeder Ihrer Gesprächspartner sich verhaspelt oder zu schwitzen beginnt?
Sie glauben, dass sichtbare Ängstlichkeit von anderen als negativ oder als ein Zeichen von Schwäche etc. gewertet wird.	Manche Mitmenschen könnten einfach mitfühlen oder es mutig finden, Schwäche zu zeigen.

Sie glauben, dass andere Sie prinzipiell für unsicher, minderwertig, nicht liebenswert, dumm oder unattraktiv halten.	Mit großer Wahrscheinlichkeit werden Sie in Ihrem Bekannten- und Freundeskreis nicht so negativ gesehen. Und falls es doch Kritiker ihrer Person gibt: Es gibt auch sonst sonst fast niemanden, den alle Menschen toll finden.
Sie glauben, dass es etwas ganz Schreckliches ist, wenn jemand eine schlechte Meinung von Ihnen hat oder Sie als selbstunsichere Person einschätzt.	Selbstunsichere Personen werden von der Mehrzahl aller Menschen als liebenswerter und interessanter eingeschätzt als selbstsichere.

An diesen Beispielen haben Sie gesehen, wie solche typischen Annahmen hinterfragt werden können und dass unsere Gedanken selten zu 100 Prozent logisch, begründbar und richtig sind. Darüber hinaus sind diese Gedanken auch wenig hilfreich, belasten Sie und zerstören Ihr Selbstwertgefühl. Im letzten Schritt zur Veränderung von belastenden Gedanken geht es daher darum, alternative und hilfreichere Gedanken zu finden.

Ein häufiger Einwand bei der Suche nach hilfreichen Alternativgedanken ist, dass man sich damit die Situation schönrede und sich damit selbst belüge. Dies ist ein wichtiger Hinweis, denn bei den Alternativgedanken ist wichtig, dass sie für Sie auch überzeugend sind und eben keine Schönfärberei oder Selbstbetrug. Achten Sie daher darauf, *realistische Alternativen* zu entwickeln. So wären vor einem Gespräch mit dem Vorgesetzten z. B. folgende Gedanken weniger günstig: „Es wird sicher grandios werden. Ich werde selbstsicher auftreten, der Chef wird mich loben und eine Beförderung aussprechen. Kritik des Chefs werde ich gelassen gegenübertreten und ich werde auf jede Äußerung eine Antwort wissen und sicher reagieren." Realistischer und daher angemessen wäre eher „Ich weiß nicht genau, was im kommenden Gespräch auf mich zukommt und es könnte auch Kritik geben. Das wäre unangenehm, aber alle Menschen machen Fehler und werden daher manchmal kritisiert. Kritik bedeutet nicht, dass ich meinen Arbeitsplatz verliere oder für immer als Idiot dastehe. Und genauso gut ist es möglich, dass in dem kommenden Gespräch gar keine Kritik zur Sprache kommt, sondern dass ich ein Lob bekomme oder es um eine neutrale Formalität geht. Ich muss erst einmal abwarten."

Die Beispiele in Abbildung 8 sollen Ihnen zeigen, wie solche Alternativgedanken aussehen könnten. Für die neuen Gedanken haben wir in der ursprünglichen Darstellung eine weitere Spalte eingefügt.

A: Ereignis/ Situation	B-alt: Gedanken	B-neu: Gedanken	C: Gefühl
Gleich muss ich im Seminar ein Referat halten.	„Ich werde sicher keinen Ton her- ausbringen und herumstammeln und dann durch- fallen."	„Ich habe mich gut vorbe- reitet und daher eine gute Chance durchzukommen. Wenn mir die Stimme stockt, trinke ich einen Schluck Wasser und beginne den Satz noch mal. Wenn ich es nicht versuche, werde ich nie wissen, ob ich durchfalle oder nicht und ohne Refe- rate kann ich mein Studium auch nicht beenden."	alt: Angst, Anspannung, Panik (Stärke 8) neu: Anspan- nung, geringe Angst (Stärke 3–4)
In zwei Wochen steht eine mündliche Prüfung an.	„Ich werde vor Nervosität zittern und rot werden und mich un- sterblich blamieren."	„Alle haben in Prüfungen Angst und es ist ganz natür- lich, ängstlich und nervös zu sein. Nur Rotwerden und nervös sein ist jedoch keine totale Blamage! Außerdem ist überhaupt nicht gesagt, dass irgendjemand bemerkt, dass ich nervöser bin als andere."	alt: Anspan- nung, Angst, Nervosität (Stärke 9) neu: Anspan- nung, Nervo- sität, Ehrgeiz (Stärke 5)
Im vollen Lokal nach einer Bedie- nung rufen	„Die hört mich ja doch nicht und dann gucken alle Leute und denken ‚Guck mal, wie blöd der sich an- stellt!'"	„Andere rufen doch auch laut nach der Kellnerin – warum soll ich das nicht auch mal machen! Sollen die anderen doch denken, was sie wollen, ich will jetzt bestellen. Nächstes Mal, wenn ich weniger hungrig bin, kann ich ja wieder geduldig warten."	alt: Angst, Unsicherheit (Stärke 7) neu: Unsicher- heit (Stärke 3)

Abbildung 8: Beispiele für Alternativgedanken

Die Stärke der Gefühle wird sich dabei sicher verändern, wenn Sie die neuen
Gedanken häufiger üben und damit selbstverständlicher einsetzen. Wichtig
ist auch, dass die neuen Gedanken nicht so „perfekt" sein müssen, dass überhaupt keine Angst oder Unsicherheit mehr auftritt. In einer ganzen Reihe

von Situationen, z. B. in Prüfungen oder bei Referaten und Vorträgen, ist es völlig normal, ein gewisses Maß an Anspannung und Nervosität zu spüren. Vermutlich werden diese Gefühle auch noch zusätzlich weniger werden, wenn Sie Ihre Verhaltensübungen durchführen.

Manche Menschen empfinden das Entwickeln der Alternativgedanken als künstlich und unecht. Sie haben insofern recht, dass es tatsächlich nicht alltäglich ist, seine Gedanken sozusagen mit der Lupe zu betrachten und Satz für Satz auseinander zu nehmen. Gedanken laufen meist viel schneller ab – im „normalen" Tempo lassen sie sich allerdings kaum bewusst machen und auch nur schwer verändern. Denken Sie daran, dass die belastenden und Angst machenden Gedanken auch nicht selbstverständlich sind – vermutlich gab es Zeiten, in denen Sie weniger Angst besetzte Gedanken hatten. Die Verlangsamung der Gedanken stellt also nur eine Übergangslösung dar, in der Sie die alten Gedanken, die sich über Monate und Jahre hinweg eingeschliffen haben, herausarbeiten und überprüfen. Anfangs werden Sie dabei feststellen, dass Ihnen die Gedanken bei den Übungen mit den Arbeitsblättern, d. h. außerhalb sozialer Situationen, immer leichter einfallen werden. In Angst machenden Situationen wird es Ihnen jedoch schwer fallen, neue Gedanken zu entwickeln. Je häufiger Sie Übungen zum Verändern von Gedanken durchführen, desto selbstverständlicher werden Ihnen die „neuen" Gedanken werden – so dass sie irgendwann nicht mehr neu, sondern für Sie alltäglich sind. Voraussetzung dafür ist, dass Sie regelmäßig und konstant daran üben: Wir empfehlen, täglich mindestens eine halbe Stunde am Herausarbeiten und Verändern von Gedanken zu arbeiten! Dafür haben wir das Arbeitsblatt 9 (vgl. Seite 132) vorbereitet.

Bitte füllen Sie am Ende des Abschnitts W den Beurteilungsbogen (Arbeitsblatt 2) aus.

Abschnitt E: Energisch und selbstsicher werden

Viele Menschen mit einer Sozialen Phobie leiden schon so lange unter ihren Angstproblemen, dass sie bestimmte Verhaltensweisen im Umgang mit anderen Menschen zwischenzeitlich wegen der Vermeidung vieler Situationen verlernt haben oder zumindest sehr unsicher geworden sind. Manche Betroffenen haben auch wegen ihrer Sozialen Phobie bestimmte Fertigkeiten nie gelernt – benötigen diese aber in ihrer jetzigen Lebenssituation. Wieder andere sind einfach nur unsicher darüber geworden, ob sie sich in häufig gemiedenen Situationen überhaupt noch „richtig" verhalten. Diese Problembereiche lassen sich unter dem Begriff *selbstsicheres Verhalten* zusammenfassen. Dieser Begriff umfasst eine ganze Reihe von Fähigkeiten und Fertigkeiten, wie z. B.

- eigene Interessen, Bedürfnisse und Wünsche offen aussprechen zu können,
- Kontakte mit anderen herstellen, erhalten, aber auch wieder beenden zu können,
- sich der öffentlichen Beachtung anderer aussetzen zu können (z. B. beim Bestellen in einem Café oder Restaurant, bei einer Feier, Prüfung oder einem kleinen Vortrag),
- sich Fehler erlauben zu können,
- Kritik ertragen zu können und
- auch einmal „Nein" sagen zu können.

Manche Menschen mit sozialen Ängsten haben trotz ihrer Ängste ihre Fertigkeiten weitgehend bewahrt und fühlen sich in Bezug auf Selbstsicherheit wenig oder gar nicht eingeschränkt. In diesem Fall sind die im Folgenden beschriebenen Übungen weniger hilfreich.

Menschen unterscheiden sich sehr stark, was selbstsicheres Verhalten angeht. Sie unterscheiden sich sowohl darin, wie selbstsicher sie selbst auftreten, als auch darin, welches Ausmaß an Selbstsicherheit sie bei sich und anderen als angenehm empfinden. Jeder Mensch muss im Laufe seines Lebens selbst herausfinden, welches Verhalten am besten zu ihm passt. Denn nicht jeder Mensch muss gelassen und witzig Vorträge halten oder andere wortgewandt überreden können. Die meisten Menschen sind nicht perfekt selbstsicher und viele finden es angenehm, dass auch in ihrem Umfeld nicht alle Menschen immer selbstsicher sind. Denken Sie einmal darüber nach, wie viele schüchterne und selbstunsichere Personen Sie alleine aus Ihrem Bekanntenkreis kennen. Selbstunsicherheit und Schüchternheit an sich sind keineswegs Makel oder behandlungsbedürftige Schwächen, die auf jeden Fall verändert werden müssen. Manche Menschen empfinden sehr selbstsichere Menschen sogar als unangenehm und distanziert und sind lieber mit Personen zusammen, die Schwächen haben und diese auch zugeben können.

Selbstunsicherheit in einem gewissen Ausmaß gehört also für fast alle Menschen zum täglichen Leben und ist meist auch nicht veränderungsbedürftig. In manchen Fällen kann die Unsicherheit aber doch „zu viel" werden: beispielsweise dann, wenn sich die betroffene Person dadurch in ihrem Leben stark eingeschränkt fühlt oder wenn durch die mangelnde Selbstsicherheit eine Soziale Phobie mit ausgelöst oder verschlimmert wird.

Sie sollten daher die folgenden Übungen und Hinweise aufmerksam durchlesen. Stellen die dort beschriebenen Verhaltensweisen kein oder nur ein geringes Problem für Sie dar, dürfte ein intensives Üben in diesem Bereich für Sie nicht nötig sein. Wenn es allerdings einzelne oder sogar viele Bereiche gibt, in denen Sie bei sich „Nachholbedarf" feststellen, sollten Sie für die entsprechenden Übungen Zeit einplanen. Wie bei den anderen Übungen ist auch hier zu beachten:
– Veränderungen treten erfahrungsgemäß nur langsam und nach längerer Zeit (Wochen!) konsequenten Übens ein. Erwarten Sie also keine Wunder!
– Die folgenden Übungen stellen Anregungen dar, die Sie durchdenken und ausprobieren können. Wenn Sie merken, dass die Übungen Sie überfordern und verwirren oder Ihre anderen Probleme durch die Übungen verschlimmert werden, sollten Sie sich an einen Psychotherapeuten wenden.

Wir möchten Sie darauf hinweisen, dass auch viele Volkshochschulen Trainingskurse zur Selbstsicherheit anbieten – hier können Sie zusätzlich zu den Übungen auch Unterstützung durch eine Gruppe von Personen mit ähnlichen Problemen erfahren. Auch die Möglichkeit über das eigene Auftreten die Rückmeldung verschiedener anderer Menschen einzuholen, stellt eine hilfreiche und anregende Möglichkeit der Gruppe dar.

Wie wirke ich selbstsicher?

Sie haben vermutlich schon einmal gehört, dass es nicht nur darauf ankommt, was man sagt, sondern auch wie man es sagt. Gerade bei selbstunsicheren Personen finden wir häufig, dass weniger die Inhalte ihrer Äußerungen auffällig sind, sondern die Art, wie Dinge gesagt werden. Dieses „Wie" kann dabei zur Veranschaulichung in folgende Bereiche unterteilt werden:

Blickkontakt

Blicken Sie eine Person an, wenn Sie
sie ansprechen, und nehmen Sie im Verlauf des Gesprächs immer wieder kurz
Blickkontakt auf. Starren Sie Ihr Gegenüber aber nicht krampfhaft an, wenn Sie
ihm zuhören. Schauen Sie ihm lieber
öfter, aber nur kurz in die Augen.

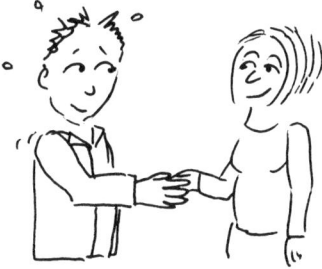

Gesichtsausdruck

Ihr Gesichtsausdruck und Ihre Mimik sollten zum Inhalt des Gesprochenen
passen. Es irritiert z. B., wenn Sie lächeln und gleichzeitig etwas Trauriges erzählen oder ärgerlich sind. So etwas passiert häufig dann, wenn man unsicher
ist und zwanghaft versucht, sich „richtig" zu verhalten. Am besten verschwen-
den Sie gar keine Gedanken daran, was Sie gerade für einen Gesichtsausdruck
machen. Besser und leichter ist es, sich bei einem Gespräch ganz bewusst auf
den anderen einzustellen, d. h. sich ihm zuzuwenden, ihn anzuschauen, genau
hinzuhören und dem Gesprächspartner durch Nachfragen, zustimmende Äußerungen („Ach ja", „hm, hm") und Nicken zu zeigen, dass man interessiert
ist. Dabei braucht man gar nicht bewusst auf seinen eigenen Gesichtsausdruck
zu achten, weil man bei interessiertem Zuhören „ganz automatisch" einen der
Situation angepassten Gesichtsausdruck zeigen wird.

Körperhaltung

Die meisten Menschen spannen unbewusst ihre Muskeln an, wenn sie sich
unsicher fühlen und verkrampfen dabei ihren Körper. Versuchen Sie daher im
Kontakt mit anderen immer mal wieder sich bewusst zu entspannen. Sie können dabei sehr von dem profitieren, was Sie im Abschnitt „Unruhe lindern"
(Seite 59) erfahren und geübt haben: Achten Sie bewusst darauf, welche Körperpartien besonders angespannt sind und entspannen Sie diese gezielt. Wenn
es Ihnen schwer fällt, einzelne Körperbereiche herauszufinden oder gezielt zu
entspannen, ist es auch hilfreich, den gesamten Körper zu lockern, z. B. indem
Sie tief durchatmen und dabei bewusst die Hände und Arme locker lassen.

Eine zweite Eigenart, die viele unsichere Menschen zeigen, ist, dass sie sich
kleiner machen als sie sind, indem sie den Rücken leicht krümmen, die
Schultern hängen lassen und den Kopf schräg halten. Probieren Sie doch einmal vor dem Spiegel aus, ob das auch auf Sie zutreffen könnte: Stellen Sie
sich vor einen großen Spiegel und ziehen Sie bewusst die Schultern nach hin-

ten, richten Sie den Rücken so gerade wie möglich und versuchen Sie, nach oben zu wachsen. Merken Sie einen deutlichen Unterschied zu Ihrer sonstigen Haltung? Dann sollten Sie ab jetzt mehrmals täglich die „neue" Haltung ausprobieren. Achten Sie vor allem in Situationen, in denen Sie sich unsicher fühlen und in Situationen, in denen Sie andere Personen ansprechen, auf eine aufrechte und zugewandte Körperhaltung. Viele Menschen berichten, dass sie sich mit einer geraden und aufrechten Körperhaltung auch gleich sicherer fühlen – trifft das bei Ihnen auch zu?

Sprache

Viele unsichere Menschen senken Ihre Stimme und sprechen eher undeutlich, um möglichst wenig aufzufallen. Dies führt jedoch dazu, dass ihnen auch seltener zugehört wird und dass ihre Meinung auch weniger Gewicht bekommt als bei Menschen, die laut und deutlich sprechen. Sprechen Sie daher vor allem zu Beginn einer Unterhaltung oder eines Gesprächs bewusst laut und deutlich – lauter, als Sie es normalerweise tun. „Spielen" Sie doch einmal mit verschiedenen Arten zu sprechen: Sie können dazu eine vertraute Person einbeziehen oder sich selbst auf Tonband aufnehmen. Probieren Sie verschiedene Lautstärken aus und variieren Sie, wie deutlich Sie sprechen. Gerade Menschen, die normalerweise eher leise sprechen, haben häufig den Eindruck, Sie würden schreien, wenn Sie ausnahmsweise etwas lauter sprechen – dies nehmen andere vielleicht überhaupt nicht so wahr!

Mögliche Übungssituationen

Im Folgenden stellen wir Ihnen einige Themen und mögliche Übungssituationen vor, die von vielen Menschen als Problem genannt werden. Wir können nicht alle möglichen Situationen und alle denkbaren Hinweise aufzählen. Viele der Hinweise, die bei einer bestimmten Situation erfolgen, können aber auf andere Situationen übertragen werden. Sie sollten die folgenden Beispiele daher eher als Anregungen für eigene Übungen denn als vollständiges Übungsprogramm verstehen.

Eine Unterhaltung mit Alltagsthemen beginnen

Übung   Nehmen Sie sich vor, mit einer Ihnen unbekannten Person ein Gespräch zu beginnen. Dies muss keine erschöpfende Unterhaltung über wichtige Themen darstellen, sondern kann auch nur der Austausch von einigen Bemerkungen sein. Stellen Sie sich dazu die Aufgabe, das Gespräch selbst zu beginnen und nicht darauf zu warten, angesprochen zu werden.

Hinweise Eine Unterhaltung beginnt zumeist damit, dass man Blickkontakt mit der anderen Person aufnimmt. Der Gesprächsbeginn kann irgend etwas ganz Alltägliches sein – es muss nicht interessant sein! (Beispiele: „Heute ist ja wirklich schönes Frühlingswetter!" – „Könnten Sie mir bitte die Speisekarte herüberreichen?" – „Diese Party ist ja wirklich gut besucht. Woher kennen Sie denn die Gastgeber?"). Dann können Sie die Antwort des anderen als Anknüpfungspunkt für eine oder zwei Nachfragen oder Feststellungen nutzen (Beispiele: „Man bekommt richtig Lust, seine Sommersachen auszupacken und die Gartenmöbel zu entstauben." – „Danke! Haben Sie das Mittagsangebot hier schon einmal ausprobiert?" – „Ach, Sie sind Kollege des Ehemannes – ich bin eine Kollegin seiner Frau. Dann arbeiten Sie also auch bei der Stadtverwaltung?"). Bitte bedenken Sie bei dieser Übung, dass das Ziel lediglich der Versuch einer Kontaktaufnahme sein kann. Wenn Ihr Gegenüber nicht gesprächsbereit ist, wird kein noch so interessantes Thema und kein freundliches Lächeln ihn in ein Gespräch ziehen können. Verlangen Sie also nicht zu viel von sich!

Eine Unterhaltung weiterführen – zuhören können

Übung Probieren Sie aus, ein von Ihnen oder einer anderen Person begonnenes Gespräch fortzuführen. Ziel ist es dabei nicht, die andere Person in eine endlose Unterhaltung zu verwickeln, sondern ein oder zwei Themen etwas zu vertiefen.

Hinweise Das Wichtigste an einer interessanten Unterhaltung ist das gute Zuhören. Wenn wir angeregt und aufmerksam zuhören, ist das für unsere Gesprächspartner etwas außerordentlich Angenehmes. Dabei müssen Sie gar nicht viel selbst sagen, es reicht oft, immer wieder Blickkontakt zu suchen, interessiert zu nicken und zu lächeln und ein gelegentliches „Aha" oder „Hmm" zu äußern. Nachfragen regen den Gesprächspartner an, weiter zu erzählen und signalisieren Ihr Interesse an seinem Bericht (z. B. „Seit wann haben Sie denn diesen süßen Hund?", „Wie kam denn dieser Skiunfall genau zustande?"). Sie können sich dabei an den Fragen „Wer?", „Wie?", „Wann?", „Wo?" und „Warum?" orientieren. Stellen Sie eigene Berichte und Erfahrungen zunächst ruhig zurück und lassen Sie erst Ihr Gegenüber seine „Geschichte" zu Ende erzählen.

Ein Gespräch beenden

Übung Viele Menschen finden es schwierig, ein Gespräch zu beenden, egal ob Sie es selbst begonnen haben, oder ob die andere Person die Unterhaltung gesucht hat. Üben Sie daher gezielt, ein Gespräch zu beenden, auch wenn Sie vielleicht gerade heute noch Zeit zum Plaudern hätten.

Hinweise Manche Menschen finden das Beenden eines Gesprächs deswegen schwierig, weil Sie nicht wissen, was sie sagen sollen und auf keinen Fall unhöflich oder unfreundlich erscheinen wollen. Machen Sie sich bewusst, dass Ihr Gegenüber nicht wissen kann, dass Sie gerade wenig Zeit haben oder noch etwas Dringendes erledigen müssen. Er ist daher auf einen Hinweis von Ihnen angewiesen. Des weiteren sollten Sie bedenken, dass es für Ihren Gesprächspartner unangenehm und verwirrend sein kann, wenn Sie nicht mehr richtig zuhören, aber nicht sagen, dass es nicht am Inhalt des Gespräches liegt, sondern daran, dass Sie keine Zeit mehr haben. Machen Sie daher möglichst deutlich, warum Sie das Gespräch plötzlich beenden („Ich habe eben auf die Uhr gesehen und gemerkt, dass ich jetzt los muss." – „Mir fiel eben ein, dass ich vor Dienstschluss noch unbedingt eine Sache beenden muss – ich muss daher leider unser Gespräch abkürzen."). Im Vorfeld sollten Sie darauf achten, den Gesprächspartner nicht zu immer neuen Ausführungen zu ermuntern, d. h. wenn Sie ein Gespräch beenden möchten, sollten Sie keine Nachfragen mehr stellen oder ein neues Thema beginnen. Manchmal können auch zusammenfassende Äußerungen hilfreich sein, die ein Thema abschließen und damit signalisieren, dass Sie das Gespräch beenden wollen („Ach ja, die Tücken der Gebrauchsanleitungen!" – „Über Kindererziehung gibt es ja wirklich viel zu erzählen und zu bedenken – da könnte man sich noch lange darüber unterhalten.").

Etwas bestellen oder fordern

Übung Stellen Sie eine angemessene Forderung oder äußern Sie eine Bestellung und verlangen Sie, dass Ihr Wunsch auch so erfüllt wird.

Hinweise Sprechen Sie laut und deutlich und achten Sie auf eine aufrechte Körperhaltung und einen erhobenen Kopf. Sehen Sie Ihr Gegenüber bei der Äußerung Ihres Wunsches an! Schränken Sie Ihren Wunsch nicht ein oder schwächen ihn ab:

– „Ich möchte gern 150 Gramm Gouda, *oder ungefähr so viel*" – Verlangen Sie genau 150 Gramm und geben Sie sich nicht mit mehr oder weniger zufrieden.

– „Rufen Sie mich doch bitte morgen um 10:00 Uhr wieder an – *wenn es für Sie so möglich wäre.*" – Bestehen Sie darauf, dass der Anruf entweder morgen um 10:00 Uhr erfolgt, oder zu einem Alternativtermin, den SIE festlegen. Wenn Ihr Gegenüber Ihrem Wunsch nicht nachkommt, bleiben Sie höflich und werden nicht aggressiv, bestehen jedoch auf Ihrem Wunsch („Nein, ich brauche genau 150 Gramm und nicht mehr." – „Nein, ein nur ungefährer Telefontermin ist für mich nicht günstig, ich möchte einen genauen Zeitpunkt verabreden.").

Ihre Meinung äußern

Übung Sagen Sie zu bestimmten Sachverhalten Ihre Meinung.

Hinweise Achten Sie auf eine aufrechte Körperhaltung. Sehen Sie Ihrem Gegenüber in die Augen bzw. sehen Sie einzelne Personen der Gruppe nacheinander an. Sprechen Sie laut und deutlich. Nutzen Sie die Ich-Form und verstecken Sie Ihre Meinung nicht hinter Allgemeinplätzen („Ich finde, Hunde gehören auf dem Kinderspielplatz an die Leine" statt „Man sollte doch Hunde nicht überall frei herumlaufen lassen." – „Mir ist es hier zu kalt, können Sie bitte das Fenster schließen?" statt „Ist Ihnen auch ein bisschen kalt?"). Beachten Sie, dass Ihr Gegenüber Ihre Meinung nicht teilen muss, genauso wie Sie das Recht auf eine andere Meinung als Ihr Gesprächspartner haben. Wenn die unterschiedlichen Meinungen zu einem Konflikt führen, z. B. über ein offenes oder geschlossenes Fenster, muss eine Lösung ausgehandelt werden. Es ist jedoch Ihr Recht, eine abweichende Meinung zu haben!

Kritik äußern oder etwas zurückweisen

Übung Wenn Ihnen etwas nicht gefällt oder Sie etwas nicht möchten, sollten Sie dies angemessen deutlich machen. Natürlich sind manchmal Notlügen erlaubt, z. B. wenn Sie wissen, dass sich Ihr Gegenüber sehr viel Mühe gegeben hat. Wenn Sie jedoch häufig Dinge hinnehmen, die Sie nicht möchten oder für etwas ein Lob aussprechen, das Ihnen eigentlich nicht gefällt, sollten Sie gezielt üben, auch eine negative Meinung zu äußern. Achten Sie dabei darauf, sachlich und konkret zu bleiben.

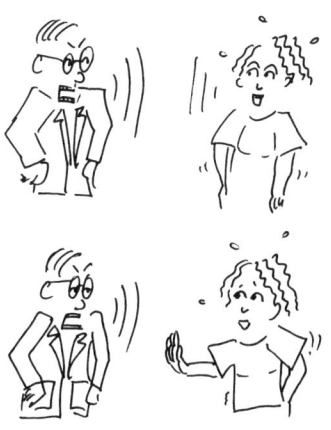

Hinweise Wenn Sie etwas zurückweisen oder ablehnen, benutzen Sie die Ich-Form und entschuldigen Sie sich nicht für Ihre Meinung oder Ihr Verhalten („Nein danke, die Kleider, die Sie mir gezeigt haben, gefallen mir nicht." – „Danke für die Einladung, aber morgen kann ich wirklich nicht."). Sagen Sie direkt was Sie möchten bzw. nicht möchten („Nein, das will ich nicht" statt „… das will ich lieber nicht" oder „… eigentlich nicht").

Wie in den vorangegangen Abschnitten gilt auch hier, dass nur konstantes und regelmäßiges Üben Erfolge hervorbringt. Beginnen Sie dabei mit Übungen, die Ihnen zunächst leichter fallen, um sich nicht gleich durch mögliche Misserfolge zu entmutigen. Steigern Sie dann allmählich den Schwierigkeitsgrad der Übungen. Je intensiver und häufiger Sie üben, desto selbstverständlicher werden die neuen Verhaltensweisen für Sie werden und desto selbstsicherer werden Sie sich fühlen! Üben Sie mindestens einmal täglich. Sie können sich selbst dabei unterstützen, indem Sie die einzelnen Übungen in den Therapiekalender eintragen, um sie nicht zu vergessen und im Nachhinein Ihre Erfolge nachvollziehen zu können. Die folgenden Tipps können Sie dabei bei allen Übungen nutzen:

Tipps für selbstsicheres Verhalten

– Schauen Sie beim Sprechen und Zuhören Ihr Gegenüber öfter einmal direkt an!
– Versuchen Sie sich im Gespräch in den anderen einzufühlen. Beobachten Sie ihn – dann wirken Sie ganz von alleine interessiert!
– Nutzen Sie Ihre Fähigkeiten aus den Entspannungsübungen und entspannen Sie immer wieder bewusst Ihren Körper – vor allem in Situationen, in denen Sie sich typischerweise ängstlich, unsicher oder angespannt fühlen.
– Halten Sie Ihren Kopf hoch, den Rücken gerade, lassen Sie die Schultern fallen und die Arme locker.
– Sprechen Sie klar, deutlich und nicht zu leise! Wenn Sie Ihre Meinung äußern, sprechen Sie in der Ich-Form.

Manche Übungen werden dabei etwas mehr Vorbereitung erfordern, weil Sie verschiedene Fähigkeiten gleichzeitig erfordern (z. B. ein Gespräch beginnen und dabei seine Meinung sagen). Die folgenden Beispiele sollen Ihnen daher aufzeigen, wie Sie komplexere Übungen aufbauen können:

Beispiel 1:

Stellen Sie sich vor, Herr H. muss bei einer kleinen Familienfeier in einigen Wochen eine kurze Rede vor ca. 20 Gästen halten. Ein schrecklicher Gedanke für ihn. Wie könnte er sich darauf vorbereiten? Herr H. macht sich folgende Übungsliste für die nächsten Tage:
– Ich stelle mir zunächst einmal – nach einer Entspannungsübung – in aller Ruhe und entspannt den Raum und die Menschen vor.

- Dann stelle ich mir vor, wie mich die anderen anschauen und mir zuhören.
- Dann wähle ich mir ein Thema aus und sage ganz laut drei bis vier Sätze.
- Dann übe ich jeden Tag nach meiner Entspannungsübung diese Sätze laut und stelle mir dann in der Entspannung wieder meine Zuhörer vor. Wenn die Angst hochkommt, konzentriere ich mich sofort auf die Entspannungsübung („Ich ruhe mit dem ganzen Gewicht auf dem Stuhl").
- Jetzt versuche ich mir einmal vorzustellen, wie ich überhaupt anfange. Also nach dem Hauptgang klopfe ich mit der Gabel ans Glas und stehe auf und sage … und so fort.

In dieser Form übt Herr H. immer wieder die Situation. Die Feier selbst war natürlich trotz dieser Vorbereitung eine große Belastung. Herr H. schwitzte und war schrecklich nervös. Aber er hielt seine kleine Rede, und trotz seiner Angst und Nervosität haben alle laut gelacht und geklatscht und fanden es wohl irgendwie gut. Er war stolz und zufrieden mit sich, dass er sich überwunden hatte. Seine Frau hat ihm sogar zugeflüstert: „Mensch, das war toll – ich hätte mich das nie getraut!"

An diesem Beispiel können Sie sehen, wie vorbereitende Übungen dazu beitragen können, sich an eine Aufgabe heranzutrauen, die man zunächst am liebsten vermeiden würde. Durch die Übungen wird die Angst davor reduziert, so dass Sie sich nicht schon im Vorfeld immer schlimmere Dinge ausmalen und sich in die Angst richtiggehend hineinsteigern. Dies wird es Ihnen dann auch erleichtern, sich dazu zu überwinden, die Aufgabe anzugehen. Sie werden vermutlich trotz aller Vorübungen aufgeregt und nervös sein – denn das gehört dazu. Aber wichtig ist vor allem sich zu überwinden, es zumindest zu versuchen, denn nur so können Sie auch positive Erfahrungen machen!

Beispiel 2:

Sie wollen einer Arbeitskollegin bei einer wichtigen beruflichen Angelegenheit widersprechen, weil Sie denken, dass Ihre Kollegin dort Unrecht hat, trauen sich aber nicht. Was könnten Sie tun?
- Formulieren Sie zunächst Ihre Kritik schriftlich und in Ruhe zu Hause.
- Stellen Sie sich vor, wie Sie diese Sätze aussprechen.
- Sprechen Sie die Kritik zunächst zu Hause alleine, dann vielleicht mit einer oder einem Bekannten aus und fragen Sie ihn oder sie, wie es war. Setzen Sie dabei Entspannungsübungen ein.

- Versuchen Sie, Fragen zu formulieren, die Sie stellen könnten, um die Kollegin zu bitten, Ihre Meinung nochmals ausführlich darzustellen (z. B. „Können Sie mir das noch einmal genau erklären, wie Sie das meinen?").
- Kritisieren Sie in Frageform: „Könnte es sein, dass Sie ...?"
- Kritisieren Sie in Form von Sorgen: „Ich befürchte, dass ...".
- Kritisieren Sie in Form von Vermutungen: „Ich glaube, dass dann ...".
- Deutliche Kritik: „Ich bin aber der Meinung, dass ...".
- Überlegen Sie sich einen geeigneten Zeitpunkt für ein Gespräch mit Ihrer Kollegin und machen Sie sich Gedanken, wie Sie auf das Thema zu sprechen kommen könnten (z. B. „Du, ich muss mit Dir unbedingt noch einmal diese Sache X durchsprechen. Setzen wir uns doch kurz zusammen.").

In diesem zweiten Beispiel liegt der Schwerpunkt stärker auf den inhaltlichen Aspekten, denn es handelt sich um ein sachbezogenes berufliches Problem. Hier ist es wichtig, sich durch das Aufschreiben der Kritikpunkte und das Ein-üben verschiedener Kritikformen zunächst Sicherheit darüber zu verschaffen, was man sagen möchte. Wenn es dann soweit ist, kommt es darauf an, direkt und ohne Umschweife die Arbeitskollegin anzusprechen – ohne Entschuldi-gung und ohne Abschwächung (also nicht „Hättest Du vielleicht irgendwann noch mal einen Moment Zeit für mich?" sondern „Ich möchte etwas mit Dir besprechen."). Auch hier wird die Situation nicht ohne ängstliche Anspannung und Nervosität ablaufen. Es ist auch gut möglich, dass es Ihnen nicht gelingt, die Kollegin von Ihrer Meinung zu überzeugen. Wichtig ist es dennoch, sich zu überwinden, denn wenn Sie es nicht versuchen, werden Sie nie erfahren, ob Ihre Kollegin Ihren Vorschlag vielleicht sogar besser findet als ihren eigenen.

Die folgenden Merksätze können Sie bei der Durchführung von Übungen zur Selbstsicherheit unterstützen:

Übungen zum selbstsicheren Verhalten – Merksätze

- Übungen zum selbstsicheren Verhalten sind immer aufregend – sie machen fast immer etwas nervös.
- Ich fange mit leichteren Übungen an.
- Ich setze Entspannungsübungen ein, um die Angst zu bewältigen und übe schwierige Situationen vorher in Form eines Rollenspiels mit einer vertrauten Person.

– Nur Übung macht den Meister! Lieber jeden Tag eine kleine Übung als alle zwei Wochen eine schwierige!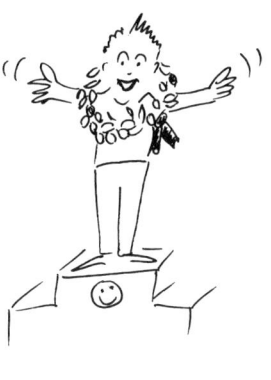
– Das wichtige an den Übungen ist, sich zu überwinden und die Angst und Nervosität durchzustehen. Die anderen werden vermutlich Ihre Nervosität gar nicht bemerken oder sie normal finden.
– Ich verschlimmere meine Angst nicht durch Katastrophengedanken. Ich setze gedankliche Übungen (siehe Abschnitt W) ein, wenn ich bemerke, dass ich mich in immer schlimmere Gedanken hineinsteigere.
– Ich nutze den Wochenplan, um die Übungen zu planen und regelmäßig durchzuführen.

Bitte füllen Sie am Ende des Abschnitts E den Beurteilungsbogen (Arbeitsblatt 2) aus.

Abschnitt G: Gewinne beibehalten

Diese Phase sollte dann beginnen, wenn Sie alle vorherigen Schritte erfolgreich absolviert haben. Erfolgreich meint dabei nicht, dass in den verschiedenen Übungsbereichen keinerlei Probleme mehr auftreten oder dass Sie keine Ängste mehr erleben, sondern dass Sie alle geplanten Übungen mindestens dreimal durchgeführt haben und insgesamt ein Ausmaß an Angst erleben, mit dem Sie auf Dauer leben können. Das Ziel des letzten Abschnitts ist zum einen, die bereits erreichten Erfolge zu stabilisieren. Das bedeutet, dass Sie bereits erreichte Veränderungen beibehalten und sich auch durch Schwankungen in Ihrer Verfassung nicht grundlegend darin beeinflussen lassen, wie Sie mit Ihrer Angst umgehen. Eine zweite Aufgabe besteht darin, diese Erfolge noch auszubauen, z. B. indem Sie einzelne Situationen, die Sie selten erleben und daher aus dem Programm ausgespart haben, doch noch angehen. Am wichtigsten ist jedoch, dass Ihnen die neu erlernten Denk- und Verhaltensweisen immer selbstverständlicher werden, so dass Sie irgendwann ganz automatisch das tun oder so denken, wie Sie es sich in den zurückliegenden Übungen erarbeitet haben.

Stellen Sie sich diesen Automatisierungsprozess ähnlich vor wie das Erlernen des Autofahrens: Am Ende der Fahrschulzeit haben Sie die Prüfung abgelegt und damit gezeigt, dass Sie alle notwendigen theoretischen und praktischen Kenntnisse besitzen, die zum Auto fahren notwendig sind. Die allermeisten von uns waren jedoch zu diesem Zeitpunkt noch weit davon entfernt gut und sicher zu fahren: Bei den ersten Fahrten nach der Fahrprüfung waren auch Sie vermutlich aufgeregt, nervös und noch relativ unsicher. Häufig mussten Sie sich die Anweisungen des Fahrlehrers nochmals ins Gedächtnis rufen, wenn eine neue Situation auf Sie zukam und in kritischen Situationen fiel es Ihnen schwer, automatisch angemessen zu reagieren. Aber je häufiger und je mehr Sie gefahren sind, desto sicherer wurden Sie und desto „automatischer" haben Sie all die Dinge getan, die zum Fahren eines Autos notwendig sind. Heute denken Sie vermutlich gar nicht mehr darüber nach, wie genau Sie kuppeln und bei welcher Geschwin-

DRAN BLEIBEN

digkeit genau Sie in den nächsten Gang schalten. Einige Menschen, die nach der Fahrprüfung keine oder nur selten Gelegenheit hatten Auto zu fahren, stellen fest, dass sie sich sehr lange beim Fahren unsicher fühlen. Bei Autofahrern, die nach langen Jahren der Fahrpraxis ein Jahr gar nicht fahren, ist jedoch kein nennenswerter Abfall in der Sicherheit und Selbstverständlichkeit des Fahrens festzustellen.

Dieses Beispiel kann auch auf das Erlernen anderer Fähigkeiten übertragen werden und sollte auch für Sie Richtschnur für die folgenden Monate sein: Vergleichen Sie den Stand, den Sie direkt nach Beendigung der verschiedenen Übungsteile erreicht haben, mit der Situation direkt nach der Fahrprüfung. Sie wissen nun, was Sie gegen Ihre sozialen Ängste tun können und können Ihr Wissen auch durch verändertes Denken und Verhalten im Alltag umsetzen. Vermutlich ist Ihnen dieses neue Denken und Verhalten jedoch noch lange nicht in Fleisch und Blut übergegangen: Sie müssen sich immer noch zu Übungen drängen, weil Sie ein bisschen Angst vor bestimmten Situationen haben und ungünstige Denkweisen schleichen sich leicht wieder ein. In kritischen Situationen, z. B. wenn eine besonders wichtige oder Angst auslösende Situation bevorsteht, fällt es Ihnen richtiggehend schwer, die neuen Denk- und Verhaltensweisen einzusetzen.

Wenn Sie jetzt nur noch wenig üben, Ihre Angst nicht weiter beobachten oder sich gestatten, in alte Verhaltens- und Denkweisen zurückzufallen, wird die alte Unsicherheit wieder Raum gewinnen und kann im schlimmsten Fall Ihre ganzen Anstrengungen zunichte machen. Bitte unterschätzen Sie daher nicht die Wichtigkeit dieses letzten Abschnitts, indem Sie zu früh mit den Übungen aufhören. Üben Sie im Zweifelsfall lieber einen Monat länger, als durch zu frühes Beenden alle bis dahin erreichten Erfolge zu gefährden.

Führen Sie Ihren Therapiekalender weiter

Wir empfehlen Ihnen, den Therapiekalender auch nach dem Beenden der „heißen Phase", in der Sie besonders intensiv geübt haben, weiter zu führen. Sie sind dadurch vor Rückschlägen besser geschützt und steigern damit gleichzeitig die Wahrscheinlichkeit, weitere Fortschritte zu machen. Die Eintragungen in Ihrem Therapiekalender stellen neben der konstanten Erinnerung an die neu erlernten Dinge auch die Grundlage für die Zwischenbilanzen dar.

Ziehen Sie alle vier Wochen eine Zwischenbilanz

Zwischenbilanzen, in denen man in Ruhe die vergangenen Wochen überdenkt und die Eintragungen im Tagebuch durchgeht, sind wichtig. Nur so können Sie schleichende Verschlechterungen und Selbsttäuschungen entdecken. Nehmen Sie sich daher alle vier Wochen Zeit für eine Zwischenbilanz. Tragen Sie sich die Termine dafür bereits weit im Voraus in Ihren Kalender ein und reservieren sich dafür mindestens eine halbe Stunde Zeit. Orientieren Sie sich beim Bilanzieren an folgenden Punkten:

– Beurteilen Sie kurz Ihre Angst auf der körperlichen, gedanklichen und verhaltensbezogenen Ebene. Nutzen Sie dazu den Beurteilungsbogen (Arbeitsblatt 2, Seite 120). Holen Sie nach dem Ausfüllen die älteren Beurteilungen hervor und vergleichen Sie. Gibt es Veränderungen? Sind die Beurteilungen positiver oder negativer geworden?

– Beurteilen Sie Ihren ersten Übungsbereich, die Entspannung (Abschnitt U): Üben Sie regelmäßig Ihr Verfahren? Haben Sie bereits damit begonnen, das Verfahren zu verkürzen, indem Sie nur noch kurze Anker für jede Körperpartie setzen? Haben Sie damit begonnen, Entspannung auch bewusst in den Alltag zu integrieren und in kritischen Situationen gezielt einzusetzen?

– Zweiter Übungsbereich: Verhaltensübungen (Abschnitt S). Holen Sie zur Beurteilung dieses Bereichs die Wochenpläne (Arbeitsblatt 6, Seite 128) seit der letzten Beurteilung hervor. Üben Sie noch genauso viel wie vor einigen Wochen/Monaten? Führen Sie Übungen aller Schwierigkeitsgrade durch oder hat sich eingeschlichen, dass Sie schwere oder länger dauernde Übungen aussparen? Vielleicht werden Sie bemerken, dass Sie während und nach den Übungen gar keine oder nur noch geringe Angst verspüren, dass jedoch die Angst vor den Übungen, die sogenannte Erwartungsangst, immer noch stark oder mittelstark ausgeprägt ist. Dies ist ein Muster, das sehr häufig auftritt und Sie daher nicht verunsichern sollte. Es bedeutet nicht, dass Sie Ihre Übungen falsch planen oder durchführen, sondern ist lediglich ein Hinweis darauf, dass das Aufsuchen dieser Situationen für Sie noch nicht selbstverständlich geworden ist. Sie sollten daher in jedem Falle weiterüben. Ziel ist dabei nicht, dass Sie vor überhaupt keiner Situation Angst oder Anspannung verspüren. Gerade bei wichtigen Situationen, in denen Sie geprüft werden, oder in denen es um Ihre Zukunft geht, ist ein gewisses Maß an Anspannung auch normal und bei allen Menschen vorhanden. Sie sollten jedoch auch nicht zu früh aufgeben, Erwartungsängste abzubauen. Erfahrungsgemäß ist die Reduzierung der Erwartungsängste der langwierigste Prozess bei der Bewältigung von Ängsten.

Andererseits ist gerade dieser Punkt wichtig, um Ihre Erfolge langfristig zu stabilisieren.

– Dritter Übungsbereich: Gedanken ändern (Abschnitt W). Führen Sie noch Protokoll über bestimmte Situationen? Holen Sie die Bögen heraus und betrachten Sie sie. Gibt es bestimmte Situationen, in denen Sie einfach nicht weiter kommen, weil Ihnen kein „besserer" Gedanke einfällt? Holen Sie sich an dieser Stelle Hilfe von außen, indem Sie einen Freund/Freundin oder Partner/in fragen, was sie an dieser Stelle denken oder ob sie einen konkreten Vorschlag für Sie haben. Haben Sie zwar Ideen für alternative Gedanken, „vergessen" aber immer wieder diese auch einzusetzen? Dann sollten Sie überlegen, wie Sie sich Erinnerungshilfen konstruieren können: Das kann z. B. eine unauffällige Notiz an einer Stelle sein, an der Sie tagsüber immer wieder vorbeikommen (z. B. ein roter Punkt auf dem Portemonnaie). Des weiteren kann es hilfreich sein, erneut für einige Zeit die Gedanken zu beobachten, um mögliche „kritische" Situationen zu identifizieren, in denen es Ihnen besonders schwer fällt, ungünstige Gedanken durch angemessene zu ersetzen.

– Vierter Übungsbereich: Selbstsicheres Verhalten (Abschnitt E). Ist es Ihnen gelungen, einige oder alle der Vorschläge mindestens einmal auszuprobieren? Da selbstsicheres Verhalten ein sehr umfangreicher Bereich ist, kann es vor allem an dieser Stelle hilfreich sein, sich Unterstützung durch eine Gruppe zu holen. Dort ist es auch möglich, Anregungen für neue Verhaltensweisen zu bekommen und seine eigenen Denk- und Verhaltensmuster zu hinterfragen. Erwarten Sie aber auch nicht zuviel: Selbst wenn Sie täglich üben, werden Sie nicht innerhalb weniger Wochen von einer nachgiebigen unsicheren Person zu einem Hansdampf in allen Gassen werden. Bei vielen Menschen entwickelt sich das Gefühl der Selbstsicherheit über Jahre hinweg!

Übungen

Auch im letzten Abschnitt des Programms zur Angstbewältigung ist das Üben unerlässlich. Sie sollten daher alle Hilfen und Tricks nutzen, die Ihnen dabei helfen, die Übungen in allen Bereichen (Entspannung, Verhalten, Gedanken, Selbstsicherheit) weiterhin durchzuführen. Folgende Strategien können dabei hilfreich sein:

– Gönnen Sie sich regelmäßig Belohnungen; probieren Sie aus, ob „kleine" (z. B. eine teure Zeitschrift) oder „große" (z. B. ein Kurzurlaub nach mehreren Wochen plangemäßem Übens) Sie stärker motivieren.

– Beachten Sie auch, dass nicht alle Belohnungen Geld kosten müssen, z. B.
   wenn Sie sich als Belohnung vornehmen, einfach zehn Minuten in Ruhe
   in der Sonne zu sitzen. Wenn Sie Angehörige haben, die Sie bei der Bewältigung Ihrer Ängste unterstützen, können Sie auch diese bitten, Ihnen
   bei Erreichung eines bestimmten Ziels ein kleines Geschenk zu machen.

– Erzählen Sie Personen Ihres Vertrauens
   von Ihrem Plan für die nächsten Wochen. Dies schafft häufig ein stärkeres
   Gefühl der Verpflichtung.

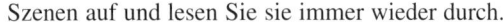
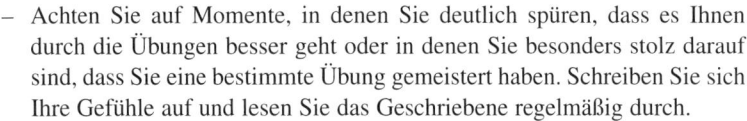

– Möglicherweise können Sie andere
   Personen auch bitten, Sie regelmäßig
   nach dem Fortschritt der Übungen zu
   fragen oder Sie immer wieder an das
   Durchführen zu erinnern.

– Malen Sie sich aus, wie Ihr Leben
   verlaufen könnte, wenn Sie durch die
   Ängste nicht mehr beeinträchtigt werden. Schreiben Sie sich die schönsten
   Szenen auf und lesen Sie sie immer wieder durch.

– Achten Sie auf Momente, in denen Sie deutlich spüren, dass es Ihnen
   durch die Übungen besser geht oder in denen Sie besonders stolz darauf
   sind, dass Sie eine bestimmte Übung gemeistert haben. Schreiben Sie sich
   Ihre Gefühle auf und lesen Sie das Geschriebene regelmäßig durch.

Umgang mit Schwierigkeiten und Rückschlägen

Vermutlich werden auch Sie, wie die meisten anderen Betroffenen, früher
oder später Rückschläge bei Ihren Bemühungen erleben. Rückschläge können dabei verschiedene Ausprägungen annehmen:

– Manche Betroffene werten es bereits als Rückschlag, wenn trotz Übens
   keine weiteren Erfolge mehr auftreten. Lassen Sie sich dadurch jedoch
   nicht irritieren, denn es bedeutet durchaus einen Erfolg, wenn Sie die bereits erreichten Veränderungen aufrecht erhalten! Des weiteren ist es normal, dass es immer schwieriger wird, weitere Verbesserungen zu erzielen,
   je besser es Ihnen geht. Sollten über längere Zeit bei Ihnen keine Erfolge
   mehr auftreten, sollten Sie überprüfen, ob die Übungen, die Sie durchführen, möglicherweise zu leicht für Sie sind. Üben Sie möglicherweise
   zu selten oder zu kurz? Vielleicht haben Sie sich aber auch ein unerreich-
   bares Ziel gesetzt?

– Es kann sein, dass es einen oder mehrere Tage in Folge gibt, in denen alle Übungen schwerer fallen als sonst und an denen auch Situationen Angst auslösen, die Sie bereits mehrfach angstfrei wieder aufgesucht hatten. Wenn solch eine schlechte Phase auftritt, sollten Sie sich als erstes fragen, ob Sie möglicherweise gerade in einem allgemeinen „Tief" stecken. Haben Sie z. B. zur Zeit besonders viel Stress, haben Sie mit Freunden oder Angehörigen gestritten oder leiden Sie an einer Erkältungskrankheit? Viele Betroffene entdecken, dass solche Faktoren, die eigentlich nicht direkt mit den sozialen Ängsten zu tun haben, dennoch einen Einfluss darauf haben, wie sensibel sie für Angst und Vermeidungstendenzen sind. Es kann jedoch auch ohne sichtbare äußere Anlässe Zeiten geben, in denen Sie sich schlechter fühlen als sonst und in denen Ihnen die Übungen schwerer fallen. Legen Sie aber trotz der schlechten Tage bitte keine Pause bei Ihren Übungen ein, denn dies führt häufig dazu, dass Ihnen die Übungen nach Ende der Pause durch die fehlende Kontinuität genauso schwer fallen wie vorher oder sogar noch mehr Probleme bereiten. Versuchen Sie, Ihre Übungen unabhängig von guten oder schlechten Phasen wie geplant fortzuführen, um so auch anhaltende Erfolge zu erzielen. Nutzen Sie die in den einzelnen Abschnitten vorgestellten Übungsblätter und Protokollbögen, um einen guten Überblick über den Verlauf Ihrer Übungen zu behalten.

– Sollte der Rückschlag durch besonders gravierende Ereignisse oder Herausforderungen ausgelöst worden sein (z. B. dass ein Vortrag völlig unerwartet ganz schlecht lief, oder dass Sie ohne Vorbereitung einen Kollegen in einer Versammlung vertreten mussten), gilt zunächst dasselbe wie eben gesagt: Versuchen Sie, wenigstens ein Mindestmaß an Übungen fortzuführen. Darüber hinaus sollten Sie analysieren, wie und warum es zu dem Rückschlag kam: War die Situation schwerer als das, was Sie bisher geübt hatten? Dann hilft nur, weiter zu üben, und dabei den Schwierigkeitsgrad zu steigern. Konnten Sie sich durch äußere Umstände (z. B. Zeitdruck) nicht richtig vorbereiten und/oder hatten Sie keine Gelegenheit, Ihre bisherigen Strategien anzuwenden (z. B. sich vorher zu entspannen, um die Erwartungsangst zu senken)? Arbeiten Sie daran, Ihre persönlichen Hilfen gegen die Angst so kurz wie möglich zu machen (z. B. indem Sie lernen, sich in immer kürzerer Zeit zu entspannen). Des weiteren sollten Sie sich zugestehen, dass es auch trotz intensiven Übens immer wieder Situationen geben kann, auf die Sie nicht vorbereitet sind, auf die Sie sich auf Grund der äußeren Umstände auch nicht vorbereiten konnten und in denen Sie daher nicht Ihre optimale Leistung zeigen können. Haben Sie in den letzten Wochen regelmäßig geübt und finden keinerlei äußere Anlässe als

Erklärung für den Rückschlag? Lesen Sie sich die für Ihre Übungen relevanten Abschnitte des Ratgebers nochmals durch. Möglicherweise bekommen Sie dadurch Anregungen für eine Problemlösung.
– Sollten sich Ihre Probleme trotz Ihrer Anstrengungen nicht lindern lassen oder sich in kurzer Zeit dramatisch verschlimmern, sollten Sie ein Beratungsgespräch mit einem Psychologischen Psychotherapeuten suchen.
Möglicherweise gibt es Probleme außerhalb der sozialen Ängste, die zur
Verschlimmerung beigetragen haben oder die Diagnose der Sozialen Phobie wurde nicht korrekt gestellt. Dort können Sie auch entscheiden, ob das
Beratungsgespräch in eine weiterführende Verhaltenstherapie mündet oder
ob es bei einem oder zwei Terminen bleibt.

Die wichtigsten Hinweise für den Umgang mit Rückschlägen sind im folgenden Kasten zusammengefasst:

Umgang mit Rückschlägen

– Wenn Sie eine schleichend oder plötzlich eintretende Verschlimmerung Ihrer Ängste bemerken: Geraten Sie nicht in Panik! Rückschritte
gehören zu einem Weg aus der Angst dazu.
– Kleinere Schwankungen beim Umgang mit der Angst sind völlig normal – jeder Mensch kennt gute und schlechte Tage.
– Fassen Sie größere Rückschläge als Bewährungsprobe auf: Jetzt können Sie besonders gut zeigen, dass Sie durch das Programm neue
Denk- und Verhaltensweisen gelernt haben!
– Suchen Sie bei länger anhaltenden Rückschlägen professionelle Unterstützung.
– Das Allerwichtigste: Lassen Sie sich durch die momentane Verschlech-
terung nicht von Ihrem Weg aus der Angst abbringen! Setzen Sie Ihre
Übungen so bald und so intensiv wie möglich fort.

7 Hinweise für Angehörige

Natürlich leidet in erster Linie die Person, die von einer Sozialen Phobie oder Sozialen Ängsten betroffen ist, selbst unter ihren Problemen. Doch auch für Angehörige und Freunde einer Person, die unter sozialen Ängsten leidet, ergeben sich Belastungen:

– Sie leiden mit der betroffenen Person mit und machen sich Sorgen über ihre Zukunft.

– Sie werden auch in ihrem eigenen Leben durch die Ängste und vor allem durch das Vermeidungsverhalten der betroffenen Person eingeschränkt, indem sie bestimmte Orte allein aufsuchen müssen bzw. sich den Ängsten der Betroffenen anpassen (z. B. nicht in ein gut erreichbares, aber häufig volles Kino gehen, sondern in ein weniger besuchtes Filmtheater am Stadtrand; auf Gruppenreisen verzichten).

– Sie fragen sich, ob sie mitverantwortlich sind für die Erkrankung ihres Freundes/ihrer Freundin oder Familienmitglieds (dies trifft vor allem häufig bei Eltern von Kindern mit sozialen Ängsten zu).

– Sie fühlen sich hilflos gegenüber den Ängsten und Problemen der betroffenen Person; sie möchten gerne helfen, wissen aber nicht wie.

Speziell für Angehörige und Bekannte von Betroffenen mit Sozialer Phobie haben wir die folgenden Informationen und Hinweise zusammengestellt.

7.1 Machen Sie sich schlau

Wenn Sie wissen, worum es sich bei den Problemen Ihres Angehörigen handelt, werden Sie ihn/sie besser verstehen können und manche „Eigenarten", die Ihnen vielleicht als lästige Marotte erscheinen im Rahmen der Krankheit besser einordnen können.

– Informieren Sie sich über das Erscheinungsbild der Sozialen Phobie, über Symptome und typische Denkweisen sowie über die Ursachen, z. B. indem Sie den Wissensteil (Seite 11 bis 43) dieses Ratgebers lesen. Machen Sie sich beim Lesen der Informationen zu den Ursachen der Sozialen Phobie klar, dass nach bisherigem Wissensstand nichts darauf hindeutet, dass diese Erkrankung durch andere Personen ausgelöst werden kann. Hingegen können Angehörige und Freunde etwas tun, um den Betroffenen zu helfen ihre Ängste zu überwinden (siehe unten)!

– Nehmen Sie zur Kenntnis, dass Soziale Phobie nicht nur eine Art von Schüchternheit ist, sondern eine Erkrankung darstellt.

– Erkennen Sie, dass Soziale Phobie weder eine selbstverschuldete Bestrafung noch ein Zeichen des Schicksals ist, das es zu ertragen gilt, sondern eine Erkrankung, die behandelt werden kann. Die betroffene Person hat es sich nicht ausgesucht, diese Erkrankung zu bekommen und zeigt die Symptome nicht, um Sie zu ärgern.

7.2 Zeigen Sie Verständnis

Versuchen Sie, die betroffene Person zu verstehen und ihre Ängste und Befürchtungen nicht als Einbildung oder lächerliche Dummheit abzutun. Sprechen Sie mit der Person über Ihre Ängste und Befürchtungen. Wenn Sie sich nicht sicher sind, ob Sie die Person richtig verstehen, raten Sie nicht, sondern fragen Sie die betroffene Person, wie sie bei bestimmten Gedanken oder Situationen empfindet.

7.3 Helfen Sie beim Weg aus der Angst

Unterstützen Sie alle Ansätze, die die Person zur Bewältigung ihrer Ängste unternimmt, z. B.:
– Bestärken Sie die Person darin, dass die Angst kein Teil ihrer Persönlichkeit ist, sondern dass man gegen stark ausgeprägte Ängste etwas tun kann und sollte. Machen Sie gegebenenfalls deutlich, dass nicht nur die Person selbst unter den Ängsten leidet, sondern häufig auch ihr Umfeld. Es ist allerdings ungünstig, wenn jemand *ausschließlich* anderen zuliebe eine Behandlung der Ängste beginnt, da dies als „Motor" für die oft anstrengenden und zeitraubenden Übungen häufig nicht ausreicht.
– Wenn die Person sich entschlossen hat, fremde Hilfe anzunehmen, können Sie folgende konkrete Hilfestellungen leisten:
    – Helfen Sie der betroffenen Person, professionelle Hilfe bei einem Psychologen oder Arzt zu finden.
    – Begleiten Sie eventuell die Betroffene/den Betroffenen zum ersten Besuch in der Psychologen- oder Arztpraxis.
    – Helfen Sie beim Suchen einer Selbsthilfegruppe oder unterstützen Sie die Person darin, eventuell selbst eine solche Gruppe ins Leben zu rufen.
    – Falls die erkrankte Person ein Medikament zur Bewältigung ihrer Ängste einnimmt, unterstützen Sie sie darin, die Einnahme wie mit dem Arzt besprochen durchzuführen.

7.4   Helfen Sie bei den Übungen

– Ermutigen Sie den Betroffenen, die Übungen dreimal zu wiederholen oder mindestens eine Stunde täglich zu üben.

– Überlassen Sie dem Betroffenen, welche Situationen er oder sie üben möchte. Ermutigen Sie ihn, nicht mit den Übungen aufzuhören oder diese für längere Zeit zu unterbrechen. Sie können Ihrem Angehörigen Anerkennung aussprechen, ein kleines Geschenk machen oder etwas Schönes mit ihm unternehmen. Freuen Sie sich mit ihm über erreichte Erfolge!

– Stehen Sie dem Betroffenen bei, wenn beim Üben irgendwelche Schwierigkeiten gefürchtet werden. Meist verlaufen die Übungen besser als erwartet.

– Sie können anfangs bei den Übungen dabei sein, wenn es dem Betroffenen allein zu schwer fallen sollte; später sollte er/sie allein üben. Achten Sie dabei darauf, vor den Übungen und außerhalb ängstigender Situationen zu besprechen, wie lange Sie den Betroffenen begleiten. Oft steigt kurz vor den Übungen die Angst noch einmal deutlich an, so dass für viele Betroffene dann der Wunsch nach Unterstützung und Sicherheit stark aufkommt. Zeigen Sie dafür Verständnis, denn oft ist dieser Moment für die Betroffenen schlimmer, als dann die Übung selbst. Bleiben Sie jedoch trotzdem bei dem vorher verabredeten „Begleitplan", denn Ziel der Übungen ist ja, dass der Betroffene lernt, seine Ängste allein zu meistern.

– Verunsichern Sie den Betroffenen nicht durch voreilige Zweifel an der Richtigkeit der Behandlung. Alle hier vorgeschlagenen Maßnahmen basieren auf wissenschaftlichen Erkenntnissen und haben sich bei vielen Personen praktisch bewährt.

7.5   Bleiben Sie Sie selbst

Das Wichtigste zum Schluss: Falls Sie mit einem Angehörigen zusammenleben, der unter einer Sozialen Phobie leidet, achten Sie darauf, Ihren eigenen Lebensstil auf keinen Fall dem des Betroffenen anzupassen! Vermeiden Sie nicht ihm oder ihr zuliebe Situationen, die Ihnen keine Angst machen. Lassen Sie sich nicht durch die Tränen und Ängste des Ihnen nahe stehenden Menschen einengen. Bleiben Sie SIE SELBST: Nur so können Sie zeigen, dass die Ängste des Betroffenen unrealistisch sind, und nur so können Sie ein Beispiel dafür sein, wie man sich ohne Ängste in einer Welt voller sozialer Situationen zurecht findet.

8 Literaturhinweise

Ratgeber zum Thema Depression

Merkle, R. (2004). *Wenn das Leben zur Last wird*. München: MVG Verlag.
Merkle, R. (2004). *Nie mehr deprimiert. Selbsthilfeprogramm zur Überwindung negativer Gefühle*. München: MVG Verlag.
Thiels, C. (1998). *Das Selbsthilfeprogramm Depression*. Freiburg: Herder.
Wittchen, H.-U. (1997). *Wenn Traurigkeit krank macht. Depressionen erkennen, behandeln, überwinden*. München: Mosaik.

Materialien zum Entspannungstraining

Wittchen, H.-U. (2000). *Ihr persönliches Entspannungsprogramm*. Kassette und Beiheft.
Wittchen, H.-U. (2000). *Ihr persönliches Entspannungsprogramm*. CD und Beiheft.

Die Materialien zum Entspannungstraining können unter folgender Adresse bestellt werden:

IAP TUD GmbH
Hohe Straße 53
01187 Dresden
Tel.: 03 51/46 33 60 70

Übungsmaterialien

Arbeitsblatt 1: Wie drückt sich Angst bei mir aus?

Denken Sie zurück an die letzte Situation, in der Sie starke Angst erlebt haben.

Welche Situation war das?

(z.B. Mittagessen mit Kollegen im Rahmen eines beruflichen Treffens)

_____

_____

_____

_____

_____

_____

Wann war das, wie lange?

(z.B. letzte Woche, 12. September, 12:00–12:50 Uhr)

_____

_____

_____

_____

_____

_____

Wer war dabei?

(z.B. 2 Kollegen aus der Abteilung, Abteilungsleiter, 4 „Gäste")

_____

_____

_____

_____

_____

Was spürten Sie **körperlich** (z. B. Herzklopfen, Schwitzen, Rotwerden, Schwächegefühle, Übelkeit etc.)? Welche Symptome waren zuerst da, welche kamen später?

_____

_____

_____

_____

_____

_____

Welche **Gedanken** hatten Sie? Beziehen Sie positive, negative und neutrale Gedanken mit ein! (z. B. „Ich werde es schon schaffen", „Gleich werden alle anfangen zu lachen!", „Mein Vortrag dauert noch 10 Minuten")

_____

_____

_____

_____

_____

_____

Wie haben Sie sich **verhalten**? Denken Sie sowohl an sehr gut sichtbare wie auch kaum wahrnehmbare Verhaltensweisen (z. B. den Raum verlassen, am Pullover nesteln).

_____

_____

_____

_____

_____

_____

Arbeitsblatt 2: Beurteilungsbogen

Beurteilungsbogen

Datum: _____

Beurteilen Sie Ihren Zustand mit einer Zahl von 0 bis 10,
wobei 0 „gar nicht" und 10 „sehr stark" bedeutet.

Wie stark litten Sie in den letzten Tagen   **Meine Beurteilung:**

– unter körperlichen Angstbeschwerden
   (z. B. Herzklopfen, Zittern, Schwitzen)   _____

– unter Gedanken und Gefühlen, die mit
   Ihrer Angstproblematik zusammenhängen   _____

– unter Vermeidungsverhalten, d. h. wie
   oft sind Sie bestimmten Situationen aus
   Angst aus dem Weg gegangen?   _____

Beurteilungsbogen

Datum: _____

Beurteilen Sie Ihren Zustand mit einer Zahl von 0 bis 10,
wobei 0 „gar nicht" und 10 „sehr stark" bedeutet.

Wie stark litten Sie in den letzten Tagen   **Meine Beurteilung:**

– unter körperlichen Angstbeschwerden
   (z. B. Herzklopfen, Zittern, Schwitzen)   _____

– unter Gedanken und Gefühlen, die mit
   Ihrer Angstproblematik zusammenhängen   _____

– unter Vermeidungsverhalten, d. h. wie
   oft sind Sie bestimmten Situationen aus
   Angst aus dem Weg gegangen?   _____

Beurteilungsbogen

Datum: _____

Beurteilen Sie Ihren Zustand mit einer Zahl von 0 bis 10,
wobei 0 „gar nicht" und 10 „sehr stark" bedeutet.

Wie stark litten Sie in den letzten Tagen   **Meine Beurteilung:**

– unter körperlichen Angstbeschwerden
   (z. B. Herzklopfen, Zittern, Schwitzen)   _____

– unter Gedanken und Gefühlen, die mit
   Ihrer Angstproblematik zusammenhängen   _____

– unter Vermeidungsverhalten, d. h. wie
   oft sind Sie bestimmten Situationen aus
   Angst aus dem Weg gegangen?   _____

Beurteilungsbogen

Datum: _____

Beurteilen Sie Ihren Zustand mit einer Zahl von 0 bis 10,
wobei 0 „gar nicht" und 10 „sehr stark" bedeutet.

Wie stark litten Sie in den letzten Tagen   **Meine Beurteilung:**

– unter körperlichen Angstbeschwerden
   (z. B. Herzklopfen, Zittern, Schwitzen)   _____

– unter Gedanken und Gefühlen, die mit
   Ihrer Angstproblematik zusammenhängen   _____

– unter Vermeidungsverhalten, d. h. wie
   oft sind Sie bestimmten Situationen aus
   Angst aus dem Weg gegangen?   _____

Arbeitsblatt 3: Therapiekalender

Bitte tragen Sie für jeden Tag in die Spalten 2 bis 4 einen Wert von 0 bis 4 ein.
Dabei bedeutet: 0 = nicht vorhanden; 1 = leicht; 2 = mittelstark; 3 = stark; 4 = sehr stark

Datum	Wie stark waren Ihre gedankliche Angst/Ihre Angstgefühle?	Wie stark war Ihre körperliche Angst?	Wie stark war Ihre Vermeidung?	Besonderheiten
1.3.08	2	1	3	Wollte die ganze Zeit mit Nachbarin meinen Ärger über sie besprechen, habe mich aber nicht getraut, sie anzusprechen.

Datum	Wie stark waren Ihre gedankliche Angst/Ihre Angstgefühle?	Wie stark war Ihre körperliche Angst?	Wie stark war Ihre Vermeidung?	Besonderheiten

Arbeitsblatt 4: Persönliche Angstsituationen

Bitte schildern Sie die Situationen so genau wie möglich! Bei der Angstbeurteilung bedeutet die 0 „gar keine Angst" und die 10 „extrem starke Angst". Sie können alle Werte dazwischen für Ihre Beurteilung nutzen.

Fünf schlimme Situationen	Angst (0–10)
1. _____ _____	_____
2. _____ _____	_____
3. _____ _____	_____
4. _____ _____	_____
5. _____ _____	_____

Fünf mittelschwere Situationen	Angst (0–10)
1. _____ _____	_____
2. _____	

3. _____

4. _____

5. _____

Fünf leichte Situationen	Angst (0–10)
1.	
2.	
3.	
4.	
5.	

Arbeitsblatt 5: Protokollbogen zur Entspannung

	vorher	nachher	vorher	nachher	vorher	nachher	vorher	nachher
Datum **Uhrzeit**								
Situation								
Anspannung (im Vergleich vor der Übung und danach) 5 = sehr stark	○	○	○	○	○	○	○	○
4	○	○	○	○	○	○	○	○
3	○	○	○	○	○	○	○	○
Anspannung 2	○	○	○	○	○	○	○	○
1	○	○	○	○	○	○	○	○
0 = gar nicht	○	○	○	○	○	○	○	○
Wie gut entspannt? 1 = sehr gut bis 6 = gar nicht	1 2 3	4 5 6	1 2 3	4 5 6	1 2 3	4 5 6	1 2 3	4 5 6
Besonderheiten								

		vorher	nachher	vorher	nachher	vorher	nachher	vorher	nachher	
Datum Uhrzeit										
Situation										
Anspannung (im Vergleich vor der Übung und danach)										
Anspannung	5 = sehr stark	○	○	○	○	○	○	○	○	
	4	○	○	○	○	○	○	○	○	
	3	○	○	○	○	○	○	○	○	
	2	○	○	○	○	○	○	○	○	
	1	○	○	○	○	○	○	○	○	
	0 = gar nicht	○	○	○	○	○	○	○	○	
Wie gut entspannt?	1 = sehr gut bis 6 = gar nicht									
Besonderheiten										

Arbeitsblatt 6: Wochenplan Verhaltensübungen

Für die Woche vom _____ zum _____ nehme ich mir folgende Übungssituationen vor:
(der bereits vorhandene Eintrag stellt ein Beispiel dar)

Beschreibung	Wann und wo führe ich die Übung durch?	Angst (0–10); nach der Übung eintragen		
		Angst vorher	maximale Angst währenddessen	Angst nach der Übung
fremde Menschen beobachten	Dienstag, 17:00 Uhr, Buslinie 13, mindestens 15 Minuten	4	7	1

Beschreibung	Wann und wo führe ich die Übung durch?	Angst (0–10); nach der Übung eintragen		
		Angst vorher	maximale Angst währenddessen	Angst nach der Übung

Arbeitsblatt 7: „Goldene Regeln"
zum Ausschneiden

„Goldene Regeln" im Umgang mit der Angst

1. Angstgefühle und dadurch ausgelöste körperliche und gedankliche Veränderungen sind übermäßige, aber an sich normale Stressreaktionen. Sie sind unangenehm, aber nicht schädlich!

2. In einer Angstsituation bleibe ich in der Realität. Ich beobachte was mit meinem Körper und mit meinen Gedanken und Gefühlen geschieht und begebe mich nicht in Katastrophenvorstellungen und Phantasien.

3. Ich bleibe so lange in der Angstsituation, bis die Angst wieder von alleine weniger wird. Bei kurzen Situationen wiederhole ich die Übung so oft, bis die Angst abnimmt.

4. Ab jetzt vermeide ich keine Situationen mehr, in denen ich befürchte, Angst zu bekommen, sondern setze mich ihnen ganz bewusst und geplant aus. Wenn ich doch einmal eine Situation verlassen muss, bevor die Angst weniger wurde (sei es aus Zeitdruck oder zu starker Angst), suche ich sie so schnell wie möglich wieder auf – gegebenenfalls mit Unterstützung durch andere.

5. Ich bin stolz auf jeden Erfolg – auch ein Versuch zählt!

Arbeitsblatt 8: Situation, Gedanken und Gefühle mit Hilfe des ABC-Schemas herausfinden

A: Situation/Ereignis; möglichst mit Datum und Uhrzeit	B: Gedanken	C: Gefühle; Stärke von 0 bis 10 beurteilen

Arbeitsblatt 9: Gedanken verändern

A: Ereignis	B- alt: Gedanken	B-neu: Gedanken	C: Gefühl
			alt: neu:
			alt: neu:
			alt: neu:

A: Ereignis	B- alt: Gedanken	B-neu: Gedanken	C: Gefühl
			alt: neu:
			alt: neu:
			alt: neu:

Buchtipps

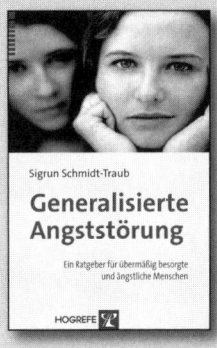

Sigrun Schmidt-Traub

Generalisierte Angststörung

Ein Ratgeber für übermäßig besorgte und ängstliche Menschen

2008, 146 Seiten, Kleinformat,
€ 15,95 / sFr. 26,80
ISBN 978-3-8017-2116-9

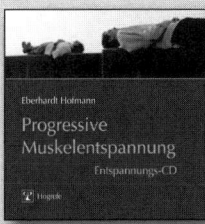

Eberhardt Hofmann

Progressive Muskelentspannung

Entspannungs-CD

2005, Doppel-CD, € 19,95 / sFr. 34,90
ISBN 978-3-8017-1918-0

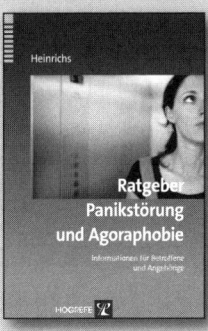

Nina Heinrichs

Ratgeber Panikstörung und Agoraphobie

Informationen für Betroffene und Angehörige

(Ratgeber zur Reihe »Fortschritte der Psychotherapie«, Band 14)
2007, 108 Seiten, Kleinformat,
€ 12,95 / sFr. 20,90
ISBN 978-3-8017-1986-9

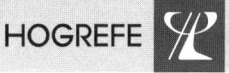

Buchtipps

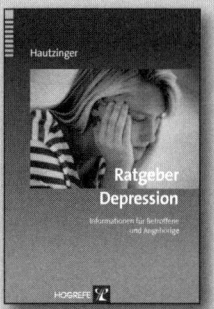

Martin Hautzinger

Ratgeber Depression

Informationen für Betroffene und Angehörige

(Ratgeber zur Reihe »Fortschritte der
Psychotherapie«, Band 13)
2006, 75 Seiten, Kleinformat,
€ 8,95 / sFr. 14,60
ISBN 978-3-8017-1879-4

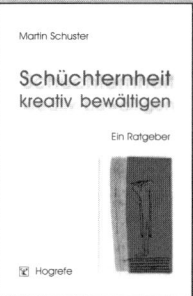

Martin Schuster

Schüchternheit
kreativ bewältigen

Ein Ratgeber

2005, 165 Seiten, Kleinformat,
€ 16,95 / sFr. 29,90
ISBN 978-3-8017-1738-4

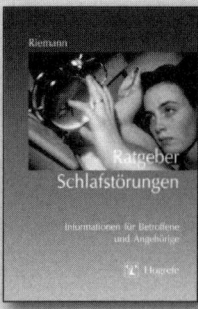

Dieter Riemann

Ratgeber Schlafstörungen

Informationen für Betroffene und Angehörige

(Ratgeber zur Reihe »Fortschritte der
Psychotherapie«, Band 2)
2004, 79 Seiten, Kleinformat,
€ 9,95 / sFr. 17,80
ISBN 978-3-8017-1763-6

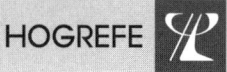